코로나 시대
**피부도
병들고 있습니다**

코로나 시대
피부도
병들고 있습니다

정진호 · 이동훈 · 이시형 지음

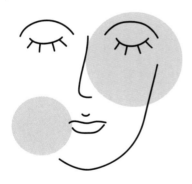

서울대 피부과 교수가 알려주는
피부 건강 바로잡는 법

청림Life

코로나 바이러스의 전파 경로는 비말을 통해 코
나 입으로 감염되는 경우, 직접 손이나 신체에 바이
러스가 묻어 입이나 눈을 통해 몸 안으로 들어오는
경우가 대부분입니다. 따라서 코로나 바이러스의 예
방을 위해서는 개인위생 수칙을 잘 지켜야 합니다.
특히 비말을 통한 전파를 막기 위해서는 마스크를 반
드시 착용해야 합니다. 또한 직접 접촉에 의해 손에
묻은 바이러스의 전파를 막기 위해서는 철저하게 손
세정을 하는 것이 중요합니다.

요즘은 마스크를 일상적으로 착용합니다. 외출할 때도, 직장에서 일할 때도, 학교에서 공부할 때도 항상 마스크를 쓰다 보니, 얼굴 피부가 건조해지고, 뾰루지 같은 피부 트러블이 자주 생기게 됩니다. 왜 마스크를 쓰면 피부가 건조해지고, 여드름과 같은 피부 발진이 생기게 될까요? 그리고 어떻게 하면 마스크에 의한 피부 부작용을 예방할 수 있을까요?

비누로 손을 자주 닦고, 손 소독제를 많이 사용하다 보면 피부 장벽이 손상되고, 손상된 피부 장벽의 틈새로 외부로부터 자극 물질들이 침투해 손 습진을 유발하게 됩니다. 이런 부작용이 무서워 손을 잘 닦지 않으면 코로나 바이러스 감염으로부터 안전할 수 없습니다. 그렇다고 손 세정을 자주 하자니, 손 습진 등의 부작용이 늘어나므로 이만저만 고민이 아닙니다.

이 책에서는 마스크 착용으로 인해 생길 수 있는 부작용의 종류와 원인, 그리고 부작용을 예방하고 치료하는 방법을 쉽게 알려드리고자 합니다. 또한 잦은 손 세정에 의해 손 습진이 생기는 이유, 손 세정제로부터 우리 손을 지켜낼 수 있는 방법에 대해서 설명해드리고자 합니다. 피할 수 없다면, 잘 대처하는 것이 코로나 시대에 피부 건강을 지키고 코로나 바이러스로부터 우리의 생명을 지킬 수 있는 최선의 방법이라고 생각합니다.

코로나 시대에 피부 건강, 특히 마스크 착용에 따른 얼굴 피부 건강, 그리고 잦은 손 세정에 따른 손 건강을 지키는 데 도움을 드릴 수 있으면 하는 마음입니다.

감사합니다.

2021년 6월 30일
정진호, 이동훈, 이시형

차례

1장 코로나 시대 손 건강 지키기

2장 마스크 사용과 피부 건강 지키기

코로나 시대 젊고 건강한 피부를 유지하기 위한 10가지 팁

1장

코로나 시대
손 건강 지키기

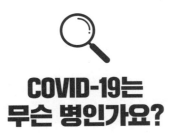

COVID-19는
무슨 병인가요?

COVID-19는 Severe Acute Respiratory Syndrome-Coronavirus-2^{SARS-CoV-2} 라고 부르는 바이러스가 일으키는 질환입니다. 이 병을 유발하는 바이러스를 코로나 바이러스라고 부르기도 합니다. 코로나 바이러스라는 이름은 특정 바이러스를 지칭하는 것이 아닙니다. 전자현미경으로 들여다보면 표면에 왕관과 같은 모양으로 스파이크^{spike} 단백질이 돌출돼 있는 바이러스들을 관찰할 수 있어요. 바로 그런 특징을 가진 바이러스들을 총칭하는 이름입니다. 따라서 코로나 바이러스는 여러 종류로 나뉘고 COVID-19의 원인이 되는 SARS-CoV-2도 그중 하나입니다.

코로나 바이러스 중에는 사람에만 또는 동물에만 감염을 일으키는 것이 있고, 사람과 동물 모두에 감염을 일으키는 것이 있습니다. 사람에 감염을 일으키는 바이러스는 총 여섯 가지로 알려져 있었습니다. 이들은 크게 감기를 일으키는 유형과 중증 폐렴을 일으키는 유형으로 나눌 수 있습니다. 그중 SARS-CoV-2는 중증 폐렴을 일으키는 유형으로, 일곱 번째로 추가되었습니다. 추가로 사스와 메르스로 유명한 SARS-CoV와 MERS-CoV 바이러스도 SARS-CoV-2와 마찬가지로 중증 폐렴을 일으키는 코로나 바이러스에 속합니다.

SARS-CoV-2는 주로 사람 간에 감염이 이루어지며 대부분 침방울을 통해서 전파됩니다. 하지만 감염된 사람과 악수를 하거나 오염된 물건을 만진 후 눈, 코, 입 등을 손으로 만져서 감염되는 접촉에 의한 전파나 노래방, 실내 운동 시설 등의 밀폐된 공간, 의료 시술 중에 발생된 에어로졸에 의한 전파도 가능한 것으로 알려져 있습니다.

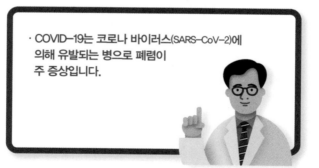

· COVID-19는 코로나 바이러스(SARS-CoV-2)에 의해 유발되는 병으로 폐렴이 주 증상입니다.

COVID-19 감염 예방은 어떻게 하나요?

코로나 바이러스 감염을 예방하기 위한 가장 효과적인 방법은 백신을 접종하는 것입니다. 하지만 백신을 접종하였다고 하더라도 완전히 감염을 예방할 수 있는 것은 아니며, 최근에는 변이 바이러스의 발생 등으로 백신 접종뿐만 아니라 생활 속 주의가 지속적으로 강조되고 있습니다.

코로나 바이러스 감염은 감염된 사람의 비말 혹

은 에어로졸, 그리고 바이러스에 오염된 물건 등에
접촉함으로써 눈, 코, 입을 통해 바이러스가 침투해
일어나게 됩니다.

사람이 밀집해 있고, 환기가 잘 되지 않는 실내는
비말뿐만 아니라 에어로졸에 의한 감염 위험이 높기
때문에 피하는 것이 좋습니다. 가급적 2미터 이상 거
리를 두는 것이 중요합니다.

또한 비말이 발생되지 않도록 주의해야 합니다. 큰
소리로 이야기하거나 노래를 부르는 것을 자제하고,
음식을 나눠 먹거나 식기 등을 공유하는 것을 피해야
합니다. 무엇보다 감염 예방에 있어 가장 중요한 것은
손 씻기와 손 소독, 그리고 마스크 착용입니다.

손 씻기와 손 소독에 있어서 적절한 종류의 손 세
정제와 손 소독제를 정하여 알맞은 양으로 사용해야

합니다. 손은 30초 이상 충분히 씻고, 소독제도 20초 이상 써야 감염 예방에 효과적입니다.

또한 마스크는 각 상황에서의 감염 위험 정도에 따라 적절한 종류의 마스크를 선택하고, 얼굴 크기에 맞게 입과 코가 충분히 가려지도록 착용하는 등 마스크를 올바르게 사용하는 것이 감염 예방에 중요합니다. 자세한 내용은 이어지는 부분에서 다루도록 하겠습니다.

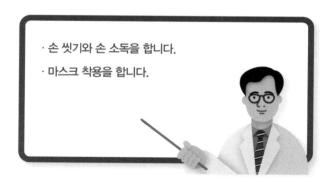

· 손 씻기와 손 소독을 합니다.
· 마스크 착용을 합니다.

코로나 바이러스 감염은
손 씻기로 예방이 되나요?

손 씻기는 세균뿐만 아니라 인플루엔자, 간염 바이러스 등의 바이러스 감염을 예방하는 데 매우 효과적인 예방법이라는 것이 오래전부터 이미 잘 알려져 있습니다.

COVID-19의 원인인 SARS-CoV-2 바이러스는 표면이 지질막으로 둘러싸여 있습니다. 지질막은 계면활성제에 의해서 파괴될 수 있습니다. 따라서 계면 활성제 성분을 포함한 비누나 클렌저를 이용해 손을 씻으면 바이러스가 손에서 떨어져나갈 뿐만 아니라 사멸하는 효과도 기대할 수 있습니다.

다만 비누나 클렌저를 피부에 문지르는 시간이 짧으면 엄지손가락이나 손톱 아래, 손가락 사이 등에는 충분히 묻지 않아 바이러스나 세균이 사멸되지 않고 남게 됩니다. 따라서 엄지손가락이나 손톱 아래, 손가락 사이 등을 포함하여 손 전체에 비누나 클렌저를 묻혀 30초 이상 골고루 문지르고 물로 깨끗하게 씻어내야 합니다. 누구나 실천할 수 있는 이러한 방법으로 충분한 감염 예방 효과를 기대할 수 있겠습니다.

만약 손을 씻는 동안 시계를 확인하기 어렵다면 생일축하 노래를 입으로 두 번 흥얼거리며 손 씻기를 권고하고 있습니다.

· 손 씻기는 코로나 바이러스 감염
  예방에 효과적입니다.

올바른
손 세정 방법은?

손에 바이러스가 묻은 사람과 악수를 나누면 손의 피부에 바이러스가 묻게 됩니다. 이후 손을 세정하지 않고 눈, 코, 입을 만지면 감염될 수 있습니다. 이러한 감염을 예방하기 위해 손 세정을 하는 것이 매우 중요합니다.

비누나 클렌저를 이용해 손 씻기 혹은 손 소독제를 이용해 손 소독을 하면 각각 비누나 클렌저의 계면 활성제 성분과 손 소독제의 알코올 성분으로 바이러스를 사멸 혹은 제거하는 효과를 기대할 수 있습니다.

물로만 씻거나 비누나 클렌저를 손에 골고루 문지르지 않으면 바이러스가 충분히 제거되지 않아 감염 예방 효과가 떨어질 수 있습니다. 따라서 비누나 클렌저로 거품을 내어 손등과 손바닥뿐만 아니라 손톱 아래, 손가락 사이 등에 골고루 30초 이상 문지른 후 물로 씻어내는 것을 추천합니다.

손 씻기가 불가능한 상황이라면 손 소독제를 이용한 손 소독을 추천합니다. 손 소독제에 포함된 알코올 혹은 이소프로판올isopropanol 성분은 세균 및 바이러스를 사멸시키는 효과가 있습니다. 그 효과가 충분히 나타나려면 적어도 60% 이상의 알코올이나 70%의 이소프로판올 성분을 포함한 제품을 사용해야 합니다. 효과적인 손 소독 방법은 손 소독제를 손에 골고루 바르고 마를 때까지 20초 이상 문지르는 것입니다.

특히 손가락 끝이 바이러스 전파에 중요하다고 알려져 있습니다. 손 씻기나 손 소독을 할 때 손가락 끝에 손 세정제나 손 소독제를 먼저 충분히 바르는 것을 추천하고 있습니다. 또한 손 소독제는 한 번에 2cc 이상 사용하는 것을 권장합니다. 보통 펌핑을 하면 약 1cc 정도의 양이 나오므로 두세 번 펌핑하여 손 소독을 하는 것을 추천하고 있습니다.

육안으로 보이는 이물질이 묻었거나 오염이 있을 때에는 손 소독제를 사용하기보다 클렌저나 비누를 사용해 손 씻기를 추천합니다. 만약 비누와 클렌저도 없고 긴급한 상황이라면 흐르는 물에 1분 이상 손을 씻는 것을 추천합니다. 이러한 방법으로도 세균 및 바이러스를 상당 부분 제거할 수 있습니다.

손 세정을 반복적으로 하다 보면 손 습진이 발생할 수 있습니다. 특히 평소에 손 습진을 앓거나 아토피피부염 등 다른 피부 질환의 과거력이 있는 사람이라면 손 습진의 발생 위험이 더 증가합니다. 이럴 때는 손을 씻고 난 후에 물기를 닦고 바로 보습제를 바르는 것을 추천합니다. 또 손을 씻지 않았더라도 수시로 보습제를 도포하는 것이 손 습진 예방에 큰 도움이 됩니다.

또한 손을 씻을 때는 너무 뜨거운 물 대신 미지근한 물이 좋습니다. 알칼리성 비누보다는 약산성 클렌저를 사용하는 것이 손 습진 발생 예방에 도움이 됩니다. 반드시 필요한 경우에만 손을 씻고, 필요 이상으로 자주 씻는 것을 피하는 것 역시 손 습진 예방에 중요합니다.

· 비누 또는 클렌저와 흐르는 물로 30초 이상 골고루 닦
  습니다.

· 알코올 손 소독제로 손 전체를 소독합니다.

· 보습제를 자주 충분히 발라줍니다.

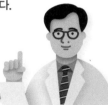

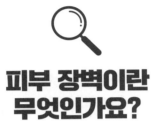

피부 장벽이란
무엇인가요?

피부의 중요한 기능 중 하나는 우리 몸을 더러운 외부 환경으로부터 보호하는 것입니다. 일종의 장벽이라고 할 수 있습니다. 피부층에서 제일 바깥층인 각질층이 주로 피부 보호 기능 또는 피부 장벽 기능을 담당합니다. 따라서 보통 각질층을 피부 장벽이라고 부르고 있습니다.

피부 장벽, 즉 각질층은 죽은 피부 세포의 세포막

과 그 사이사이를 메워주는 지질 성분으로 구성돼 있습니다. 지질 이외에도 탄수화물의 일종인 당 성분도 존재합니다. 벽돌로 만들어진 벽돌담과 우리 피부의 피부 장벽을 비교해보면 이해하기 쉽습니다. 피부 세포는 벽돌에 해당하고, 그 사이를 메우고 있는 지질과 당 성분은 벽돌을 붙여주는 시멘트에 해당합니다. 따라서 피부 장벽은 벽돌과 시멘트로 이루어진 구조라고 생각할 수 있습니다.

피부 장벽에 있는 지질로는 세라마이드, 콜레스테롤, 지방산이 거의 같은 비율로 존재하고 있습니다. 나이가 들수록 피부 세포가 지질을 만드는 능력이 감소하기 때문에 피부 장벽이 잘 만들어지지 않고, 피부의 보호 기능도 감소하게 됩니다. 결과적으로 피부는 건조해지게 됩니다.

피부 장벽이 손상되면 피부에 여러 가지 문제가

발생합니다. 또한 인체 건강에도 문제가 생깁니다. 따라서 항상 튼튼한 피부 장벽을 유지하는 것이 필요합니다.

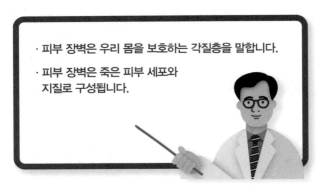

· 피부 장벽은 우리 몸을 보호하는 각질층을 말합니다.

· 피부 장벽은 죽은 피부 세포와
  지질로 구성됩니다.

피부의 산도를
약산성으로 유지하는 것이
왜 중요한가요?

우리 몸을 돌아다니는 혈액의 산도는 pH 7의 중성입니다. 그러나 우리 피부의 산도는 pH 4~5 정도의 약산성을 유지하고 있습니다. 피부의 모든 기능은 약산성 산도인 pH 5에서 최상을 유지하도록 만들어져 있습니다.

피부가 분화하여 각질층을 만드는 과정에 관여하는 모든 효소의 기능도 약산성 산도인 pH 5에서 가장 활성화됩니다. 각질층은 피부 장벽을 구성하는 데 있어서 제일 중요한 피부층이기 때문에 피부 장벽은 약산성 산도에서 제일 잘 형성됩니다.

따라서 피부를 항상 약산성으로 유지시키는 것이 중요합니다. 만일 피부에 염증이 생기면 피부의 산도가 약산성에서 중성 또는 알칼리 산도로 변하게 됩니다. 그러면 피부의 기능이 감소하게 됩니다.

피부 장벽이 손상을 받으면, 피부의 산도가 알칼리 산도로 변하게 되고, 피부 장벽을 만드는 효소의 기능이 떨어져서 피부 장벽을 원상 복귀시키는 속도도 떨어지게 됩니다.

외부에서 약산성 보습제를 발라서, 피부 산도를 약산성으로 바꿔주면 피부 장벽이 회복되는 속도가 증가하게 됩니다. 따라서 피부에 사용하는 클렌저,

화장품 등을 선택할 때는 약산성 제품을 골라 사용하는 것이 피부 건강에 매우 도움이 됩니다.

· 정상 피부의 산도는 약산성인 pH 5입니다.

· 약산성 상태에서 피부는 건강합니다.

· 약산성 상태에서 피부 장벽이 튼튼합니다.

7

고형 비누와
약산성 클렌저 중
어떤 것이 좋을까요?

비누는 코로나 바이러스 세포막의 지질 성분을 불활성화시켜서 코로나 바이러스를 죽일 수 있습니다. 일반적으로 세면대나 목욕탕에 비치된 고형 비누를 생각하면 됩니다. 고형 비누는 산도가 pH 9 정도로 알칼리성입니다. 그런데 우리 피부의 정상 산도는 pH 5로서 약산성을 띠고 있습니다. 그리고 피부 기능은 약산성 상태에서 최고로 유지됩니다. 따라서 산도 pH 5 정도의 약산성을 유지하고 있는 피부에 알칼리 산도의 고형 비누를 사용하면 피부 건강을 해칠 수 있습니다.

피부 장벽은 우리 몸을 보호하는 보호막입니다. 그중에서도 죽은 피부 세포와 그 사이를 채우는 지질 성분으로 구성되어 있는 각질층이 중요합니다. 하지만 알칼리 성분의 비누는 각질층의 지질 성분을 제거하고, 피부 세포막의 구성 물질인 단백질도 손상시킵니다. 알칼리 비누를 많이 사용하면 지질 및 단백질에 손상을 유발하여 피부 장벽 기능에도 손상을 초래합니다.

그 결과, 손상된 피부 장벽의 틈새를 통하여 수분이 많이 빠져나가게 되고 손 피부가 건조해지게 됩니다. 외부 환경으로부터 자극 물질들이 들어와 피부 자극도 유발합니다. 건조한 피부 증상과 자극으로 인해 염증이 점점 심해지면 손 습진도 생기게 됩니다.

결국 가려움증이 생기고 피부가 갈라지고, 심하면 물집이 생기거나 진물도 나게 됩니다.

따라서 비누를 자주 사용하는 것을 피하고, 특히 고형 비누의 사용은 조심해야 합니다. 손을 씻은 후에는 손상된 지질을 보충해주기 위해서 손 보습제인 핸드크림을 꼭 바르는 것이 좋습니다. 그리고 알칼리 산도의 고형 비누보다는 약산성의 클렌저를 사용하는 것이 더 좋습니다.

참고로 물비누라고도 부르는 클렌저는 합성 계면 활성제를 사용하여 만듭니다. 고형 비누는 제조 특성상 알칼리 산도가 될 수밖에 없지만, 합성 계면 활성제로 만드는 클렌저는 산도를 조절하여 약산성으로 만들 수 있습니다. 피부를 씻을 때에는 피부의 산도와 동일한 약산성 클렌저를 사용하여 피부의 산도가 변하지 않도록 주의해야 합니다.

· 고형 비누보다는 약산성 클렌저를
  사용하는 것이 좋습니다.

8

알코올 성분의 손 소독제는
손 피부에 영향을 주나요?

코로나19 시대로 접어들면서 60% 이상의 에탄올이나 70%의 이소프로판올 성분이 포함된 손 소독제를 많이 사용하고 있습니다. 음식점이나 병원의 출입구마다 손 소독제를 비치해두고 반드시 손 소독을 실시하도록 하고 있습니다.

그런데 알코올 성분은 피부 장벽에서 중요한 각질층의 주 성분인 지질을 녹여냅니다. 그러면 피부 장벽이 손상되고 피부 보호 기능이 떨어집니다. 피부 장벽 기능이 떨어지면 피부 속 수분이 외부로 많이 발산되어 피부가 건조해집니다. 또한 피부 장벽 손상으로 인해 자극 물질, 알레르기 물질들이 외부로부터 피부 안으로 침투하게 되고, 자극 물질에 의해 염증이 생기고 결국 손 습진까지 유발합니다.

알코올 성분의 손 소독제를 많이 사용하면 피부 장벽이 손상될 수 있다는 것을 반드시 기억해두어야 합니다. 알코올 성분 손 소독제를 사용한 후에는 핸드크림을 꼭 사용하여 지질 성분을 보충해주는 것이 좋습니다.

· 손 소독제의 알코올 성분이 각질층 지질을 녹여 없앱니다.

· 피부 장벽이 손상됩니다.

· 손 습진이 생길 수 있습니다.

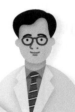

9

알코올 손 소독제를 사용한 후에 물로 다시 소독제를 씻어내야 하나요?

손 소독제는 두세 번 펌핑하여 약 2cc 이상의 양을 손가락 끝, 손톱 아래, 손가락 사이를 포함하여 손 전체에 골고루 20초 이상 충분한 시간 동안 문지르는 것이 감염 예방에 중요합니다. 하지만 눈에 보이는 오염이 있거나 기름기가 손에 묻어 있으면 손 소독제를 사용하는 것보다는 물과 손 세정제를 이용하여 손 씻기를 추천합니다.

알코올 성분은 빨리 증발하기 때문에 알코올 손 소독제 사용 후에 소독제를 없애기 위해 물로 다시 손을 닦을 필요는 없습니다. 다만 각질층에 존재하는 지질 성분이 알코올에 의해 녹아서 없어지기 때문에, 피부 장벽의 중요한 구성 성분인 지질을 보충해주기 위해서 알코올 손 소독제가 증발한 후에 핸드크림을 바로 발라주는 것이 좋습니다.

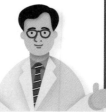

· 손 소독제를 사용한 후에 물로 씻어낼 필요는 없습니다.

· 지질 성분을 보충해주기 위해 핸드크림을 바로 발라주세요.

10

손을 자주 닦으면
왜 건조해질까요?

피부의 중요한 기능 중 한 가지는 우리 몸의 수분이 몸 밖으로 배출되는 것을 막는 것입니다. 이러한 기능은 주로 피부 표면에 존재하는 죽은 피부 세포와 그 사이를 채우고 있는 지질로 구성된 피부 장벽이 담당합니다. 실제로 피부가 노화되거나 여러 가지 환경 자극에 의해 피부 장벽이 약화되면 피부의 수분 손실이 많아지고 피부가 건조해지게 됩니다.

고형 비누와 약산성 클렌저에 들어가 있는 계면 활성제와 알코올 손 소독제에 들어 있는 알코올 성분 때문에 피부 장벽의 주 구성 물질인 지질이 녹아 없어지거나, 죽은 피부 세포의 단백질이 손상을 입게 됩니다. 그로 인해 피부를 보호하는 피부 장벽 기능 또한 감소하게 됩니다.

그러면 손상된 피부 장벽의 틈새를 통하여 손 피부의 수분이 외부로 많이 빠져나가게 되며 손이 건조해지게 됩니다. 따라서 손을 씻은 후에는 꼭 보습제를 발라 손상된 지질 성분을 보충해주는 것이 손 건조를 예방하는 좋은 방법입니다.

· 잦은 손 씻기가 피부 장벽을 손상시킵니다.

· 손상된 피부 장벽 틈새로 수분이 빠져
  나가 건조해집니다.

11

손을 자주 닦으면 손 습진이
생기는 이유는 무엇인가요?

코로나19 시대가 되면서 강박적으로 손을 자주 닦는 분도 있습니다. 하지만 하루에 십여 차례 이상 수시로 닦게 되면 손 습진을 유발하기 쉽습니다.

손을 닦는 이유는 손에 묻어 있는 균이나 더러운 물질이 입이나 눈을 통해서 우리 몸으로 들어와 병을 유발하는 것을 막기 위함입니다. 사실 손을 입에 넣어 빨거나 눈에 갖다 대고 비비지 않는다면 손을 닦지 않아도 큰 문제가 없습니다. 피부 장벽이 워낙 잘 만들어져 있어서 균이 정상 피부를 뚫고 몸 안으로 들어오지 못하기 때문입니다.

의료진이나 서비스업에 종사하는 분들처럼 사람을 자주 대하는 일을 한다면 손에 묻은 균이 다른 사람에게 전염될 수 있기 때문에 자주 손을 닦아야 합니다. 만약 사람과의 직접적인 접촉이 거의 없는 일을 하고 있다면 손을 너무 자주 닦을 필요는 없다고 생각합니다.

손을 자주 씻거나 소독하면 피부 장벽의 구성 성분인 지질 성분이 비누, 클렌저, 알코올 성분에 의해 녹아 없어지고, 피부 장벽 기능이 손상을 입게 됩니다. 그 결과 손상된 피부 장벽의 틈새를 통하여, 외부로부터 자극 물질이나 알레르기 유발 물질들이 많이 들어와 손 습진을 유발합니다. 계면 활성제와 알코올 성분이 피부 세포를 자극하여 염증 유발 물질을 많이 만들어내는 것도 원인입니다.

비누나 약산성 클렌저, 알코올 성분에 의해 지질 성분이 녹아 없어지더라도, 보습제인 핸드크림을 도포하여, 지질 성분을 보충해준다면 피부 장벽의 손상을 예방하여 손 습진의 발생을 줄여줍니다.

· 잦은 손 씻기가 각질층의 지질을 감소시킵니다.

· 손상된 피부 장벽 사이로 자극 물질이 침투하여 손 습진을 유발합니다.

· 클렌저와 소독제 성분이 피부 세포에 서 염증 유발 물질을 증가시킵니다.

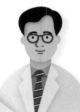

12

손 습진의 발생 기전은
무엇인가요?

손 습진은 접촉피부염입니다. 즉, 손으로 접촉한 물질이 피부로 들어와서 손 습진을 유발하는 접촉피부염입니다. 접촉피부염은 자극성과 알레르기성으로 나눌 수 있습니다.

자극성 접촉피부염은 비누나 클렌저 성분인 계면활성제나 알코올과 같은 성분에 충분한 시간과 농도로 노출되면 누구나 걸릴 수 있는 손 습진입니다. 정

상적인 피부 장벽을 유지하고 있는 경우라면 자극 물
질이 피부 안으로 침투할 수 없습니다. 그러나 피부
장벽이 손상된 경우라면 자극 물질이 피부 안으로 침
투하여 염증을 일으킵니다. 요리사나 주부처럼 물을
자주 접촉하는 분들의 손은 피부 장벽이 손상될 수밖
에 없습니다. 그런 분들은 자극성 접촉피부염에 의한
손 습진이 자주 발생합니다.

자극성 접촉피부염 형태의 손 습진을 예방하려면
자극 물질과의 접촉을 줄이는 것이 필수입니다. 반드
시 손에 장갑을 끼고 일하는 것이 좋습니다. 고무장갑
안에도 마른 면장갑을 끼고 일하는 것이 좋습니다.

알레르기성 접촉피부염은 자극성 접촉피부염보
다는 상대적으로 드문 손 습진입니다. 주로 망가진
피부 장벽의 틈새로 들어온 알레르기 유발 물질에 대
해 알레르기가 있는 경우에만 생깁니다. 예를 들어

니켈에 알레르기가 있는 사람의 손상된 피부 장벽 틈으로 니켈이 들어올 수 있겠죠. 그러면 손에 알레르기 반응을 일으켜 손 습진이 생기게 됩니다. 마찬가지로 클렌저에 들어 있는 성분에 대해 알레르기가 있을 때에도 클렌저 사용 후에 손 습진이 생길 수 있습니다.

· 자극성 또는 알레르기성 접촉피부염
  모두 피부 장벽이 손상되어
  발생합니다.

13

손 습진은 누구에게 생기나요?

자극성 접촉피부염에 의한 손 습진은 자극 물질에 충분한 농도와 충분한 시간 동안 노출되면 누구나 걸릴 수 있습니다. 예를 들어 비누와 클렌저에 들어 있는 계면 활성제 성분이나 손 소독제에 들어 있는 알코올 성분, 소독약 성분에 오랜 시간, 그리고 충분한 양에 노출되면, 누구나 자극성 접촉피부염 형태의 손 습진에 걸립니다.

손상된 피부 장벽의 틈새를 통해서 피부 안으로 들어온 자극 물질이 피부 세포를 자극하면, 피부 세포가 염증 유발 물질들을 분비하기 때문에 염증이 생기게 됩니다. 또 장갑을 오래 끼고 있어 땀이 많이 나거나 물로 손을 자주 닦으면 습한 환경 때문에 피부 장벽이 손상되기 때문에 손 습진이 발생할 수 있습니다.

· 자극성 접촉피부염은 누구에게나 생길 수 있습니다.

· 손을 자주 씻거나 장갑을 오래 끼고 있으면 누구나 손 습진이 생기게 됩니다.

14

알레르기성 접촉피부염 손 습진은 누구에게 생기나요?

알레르기성 접촉피부염 형태의 손 습진은 특정 성분에 알레르기가 있는 사람에게서만 발생합니다. 예를 들어 특정 고무장갑을 꼈을 때 손 습진이 생기는 사람이라면 장갑을 만들 때 사용한 성분에 알레르기가 있는 경우입니다. 또한, 비누와 클렌저 성분에 알레르기가 있는 사람도 손 습진이 생깁니다. 만약 니켈, 코발트에 알레르기가 있는 사람이라면 동전이나 금속을 만졌을 때 손 습진이 생길 수 있습니다.

자신이 어떤 성분에 알레르기가 있어서 손 습진이 생기는지를 확인하는 것은 쉽지 않습니다. 대부분의 사람은 자신이 장갑이나 비누 성분, 또는 니켈이나 코발트에 알레르기가 있어서 손 습진이 생겼다고 짐작조차 못합니다. 따라서 손 습진이 생기면 피부과 전문의를 찾는 것이 좋습니다. 알레르기 물질을 발견하기 위한 첩포 검사를 통해 자신이 어떤 성분에 알레르기가 있는지 확인하는 것이 좋습니다.

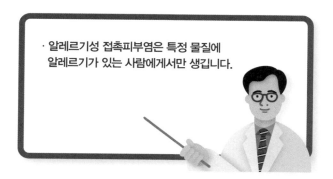

· 알레르기성 접촉피부염은 특정 물질에 알레르기가 있는 사람에게서만 생깁니다.

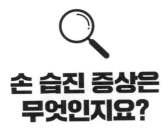

15

손 습진 증상은
무엇인지요?

급성인 경우에는 피부가 붉어지는 홍반을 동반하며, 손이 붓는 부종도 나타날 수 있습니다. 심한 경우에는 물집이 발생하기도 합니다. 피부가 가렵고, 통증이 생길 수도 있습니다.

급성기가 지난 후에는 아급성 단계로 접어듭니다. 이 경우에는 물집이 말라 딱지가 앉게 되며, 살갗이 하얗게 일어나는 인설, 피부가 넓게 벗겨지는 현상인 박탈이라는 증상도 유발됩니다.

　다음 단계인 만성 단계에서는 피부를 많이 긁은 결과로 인해 피부가 두꺼워지는 태선화 증상이 나타나게 됩니다. 만성 상태에서도 피부가 가렵고, 두꺼워진 피부가 갈라지는 경우에는 심한 통증이 발생할 수 있습니다.

· 손 습진의 단계마다 증상이 다릅니다.

· 급성기에는 홍반, 부종, 물집이 생기며,
  가려움증이 동반됩니다.

· 아급성기에는 딱지가 앉거나,
  인설과 박탈 증상이 동반됩니다.

· 만성기에는 태산화 증상이
  나타납니다.

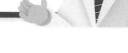

16

손 습진 예방을 위한
손 씻는 방법은 무엇인지요?

손 습진을 예방하려면 피부 장벽인 각질층의 손
상을 최소화하기 위해 노력해야 합니다. 손을 닦을
때, 고형 비누보다는 약산성 클렌저로 거품을 내어
잘 문지른 후 흐르는 미지근한 물로 30초 이상 꼼꼼
히 씻는 것이 좋습니다.

물이 뜨거우면 세균이 죽을 거라고 생각해 매우
뜨거운 물로 닦는 분들이 있습니다. 집에서 나오는

온수의 온도로는 코로나 바이러스를 죽이지 못하기 때문에 소용이 없습니다. 60℃에서 1시간 동안 둔 바이러스 일부가 여전히 복제 가능했다는 보고가 있습니다.

　게다가 40℃ 이상의 뜨거운 물은 피부에 염증을 일으킬 수 있습니다. 또한 뜨거운 물속에 손을 담그고 있으면, 지질 성분이 점점 액체화되어 더 많이 녹아 없어집니다. 결과적으로 피부 장벽이 더 손상됩니다. 손을 닦을 때는 미지근한 물을 사용하는 것이 좋습니다. 너무 찬물도 피부에 자극을 줄 수 있습니다.

　손 세정 후에 손을 보호할 목적으로 장갑을 끼는 경우가 있습니다. 손이 완전히 마르지 않은 상태에서 장갑을 착용하면 장갑과 젖은 피부 사이에 마찰이 생겨 피부 자극을 줄 수 있습니다. 가급적 손이 마른 후에 장갑을 끼는 것이 좋습니다. 물기를 제거할 때는

수건으로 세게 문지르지 말고 톡톡 두드리면서 건조
시키는 것이 좋습니다.

· 약산성 클렌저로 손을 씻습니다.

· 미지근한 물이 좋습니다.

· 뜨거운 물이나 찬물은 피합니다.

· 물기는 수건으로 두드리며
  건조시킵니다.

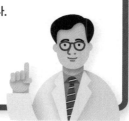

왜 손에 핸드크림을 자주
발라야 하나요?

보습제는 피부의 수분을 유지시켜서 건조함을 예
방하고 치료해주는 역할을 합니다. 손에 특화된 보습
제가 바로 핸드크림입니다. 손 건조증과 손 습진을
예방하는 효과가 있습니다.

피부 장벽의 역할을 하는 각질층의 구성 성분에
는 세 가지의 지질 성분이 있습니다. 세라마이드, 콜
레스테롤, 지방산입니다. 각질층에 이들 지질 성분이

부족할 때 보습제를 발라주면 지질 성분이 보충됩니다. 특히 손 씻은 후에 녹아 없어지는 지질을 보충해주기 위해 핸드크림을 반드시 발라주면 좋습니다.

보습 효과를 주는 지질 성분을 포함한 핸드크림은 어떤 기제를 사용하느냐에 따라 연고, 크림, 로션, 젤 형태로 나눌 수 있습니다. 찐득거리는 정도가 심한 기제를 사용할수록 보습 효과가 좋아집니다. 보습 효과는 연고 형태가 제일 좋고, 다음으로 크림, 로션, 젤 순입니다. 따라서 같은 지질 성분을 사용해도 로션이나 젤 형태보다 연고와 크림 형태일 때 보습 효과가 더 좋다는 말입니다.

그러나 너무 찐득거리는 연고 형태의 보습제를 바르고 일을 하거나 일상생활을 하면 불편하기 때문에 많은 사람이 선호하지 않습니다. 금방 마르지 않고, 물건을 잡기가 어렵기 때문입니다. 그래서 보통

은 보습 효과는 유지하면서도 금방 스며들 수 있는
크림 형태로 만들고 있습니다.

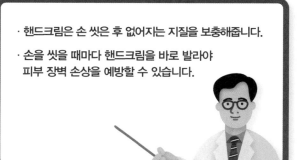

· 핸드크림은 손 씻은 후 없어지는 지질을 보충해줍니다.

· 손을 씻을 때마다 핸드크림을 바로 발라야
   피부 장벽 손상을 예방할 수 있습니다.

핸드크림의 성분은
무엇인가요?

피부 보습을 해주는 주요 성분은 지질 성분입니다. 각질층을 구성하는 주요 지질 성분은 세 가지입니다. 세라마이드, 콜레스테롤, 지방산이 각질층에서 죽은 피부 세포 사이사이를 메워줍니다. 세 가지 지질은 거의 1:1:1 비율로 각질층에 존재합니다.

손을 너무 자주 씻게 되면 각질층의 지질 성분이 녹아 없어지고, 피부 장벽 기능에 손상을 입게 됩니다. 따라서 지질 성분이 충분히 포함된 핸드크림을 사용해 비누, 클렌저에 들어 있는 계면 활성제로 인해 녹아 없어진 지질을 바로 보충해주고, 알코올 손 소독제에 의해 녹아버린 지질을 보충해주면 됩니다. 또한 탄수화물의 기본 성분인 당 성분도 피부 장벽 구성에 중요한 역할을 합니다. 지질 성분뿐만 아니라 당 성분이 들어간 핸드크림을 선택하여 바르는 것도 효과적입니다.

결국 손을 세정한 후에는 매번 핸드크림을 반드시 발라주는 것이 필수입니다. 손에 바르는 양이 많아 아깝다고 생각하지 말고 충분한 양을 발라주는 것이 좋습니다.

· 핸드크림에는 세라마이드, 콜레스테롤, 지방산과 같은 지질 성분이 들어 있습니다.

· 당 성분이 들어 있는 핸드크림도 효과적입니다.

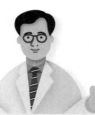

19

핸드크림은 얼마나 많은
양을 발라야 하는지요?

    손을 씻을 때마다 핸드크림을 꼭 바르는 것이 좋습니다. 많이 바를수록 좋겠지만, 어느 정도나 발라야 할지 궁금할 겁니다. 낭비도 막고, 일상생활에 지장을 주지 않는 적당량이 어느 정도인지 알아보도록 하겠습니다.

    먼저 손가락 마디를 한 단위로 생각하면 됩니다. 손을 닦은 후 손가락 마디 윗부분을 거의 꽉 채우는 양을 짜서 한 손에 바르는 것이 적당합니다(사진). 손이 두 개이니 손가락 마디 단위의 두 배의 양을 짜서 두 손으로 비벼가며 손바닥과 손등에 골고루 바르는 것이 적절한 양입니다.

손가락 마디 단위로 크림을 짜면 핸드크림 0.5g 정도 됩니다. 그런데 얼마나 두껍게 짜는지 또는 얼마나 굵게 짜는지에 따라서 손가락 마디를 채우더라도 그 양이 달라질 수 있습니다. 사진에서 보는 것처럼 얇게, 또는 가늘게 짜면 당연히 그 양은 적어집니다. 따라서 가능하면 두껍게, 굵게 짜서 한 손에 0.5g, 두 손에 1g을 바르길 바랍니다.

장갑을 껴야 한다면 핸드크림을 바른 후에는 바로 끼지 않는 것이 좋습니다. 10분 정도 기다리며 핸드크림이 손에 잘 흡수되고 나면 장갑을 끼도록 합니다. 손 세정 후에는 핸드크림을 즉시 바릅니다. 오랫

동안 손 세정을 하지 않더라도 3~4시간마다 덧바르는 것이 좋습니다.

손가락 마디 단위(Finger Tip Unit, FTU)

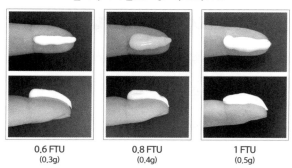

0.6 FTU
(0.3g)

0.8 FTU
(0.4g)

1 FTU
(0.5g)

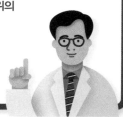

· 한 번 바를 때 손가락 마디 단위의 두 배를 바릅니다.
· 한 손에 0.5g을 바릅니다.

20

손 습진이 생겼어요,
어떻게 치료하나요?

손을 자주 닦고, 비누를 오래 문지르거나, 알코올 손 소독제를 자주 사용하면 손 습진이 생길 수 있습니다. 또한 손을 닦은 후에 핸드크림을 잘 사용하지 않으면 손 습진이 더 잘 생기게 됩니다.

손 습진 증상이 나타나면 치료를 받아야 합니다. 손이 건조해지고, 가렵고, 손끝이 갈라지고, 손가락과 손바닥에 물집이 생기고 진물이 나는 증상이 생기면, 반드시 피부과 전문의를 찾아 진찰과 치료를 받아야 합니다.

먼저 손 습진이 악화되는 것을 막고, 피부 장벽이 더 이상 망가지는 것을 막아야 합니다. 그러기 위해서는 가급적 손 세정 횟수를 줄이고, 핸드크림 같은 보습제를 자주 사용하는 것을 권합니다.

물, 비누, 세제, 음식, 자극 물질 등을 만져야 한다면 직접 손 피부에 닿지 않도록 장갑을 끼도록 합니다. 특히 고무장갑이나 비닐장갑을 껴야 한다면, 안에는 면장갑을 끼도록 합니다. 장갑을 오래 껴야 한다면 안에 낀 면장갑을 마른 면장갑으로 자주 바꾸어서 땀이 차지 않도록 합니다.

손 습진에 의한 염증이 심하다면 스테로이드 연고처럼 염증을 억제하는 도포제를 발라 염증을 가라

앉히도록 합니다. 필요하다면 바르는 연고 외에도 가려움증을 줄여주는 항히스타민제나 항염증제를 복용하기도 합니다.

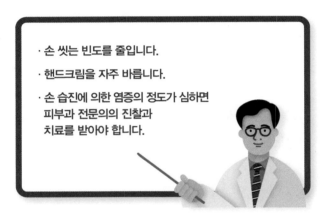

· 손 씻는 빈도를 줄입니다.

· 핸드크림을 자주 바릅니다.

· 손 습진에 의한 염증의 정도가 심하면
  피부과 전문의의 진찰과
  치료를 받아야 합니다.

2장

마스크 사용과
피부 건강 지키기

21

마스크에 의한 얼굴 피부
부작용은 얼마나 흔한가요?

처음에는 마스크를 오랫동안 사용하는 의료인들 사이에서 주로 얼굴 피부 부작용이 나타났습니다. 하지만, 코로나19 팬데믹 기간이 길어지고 일반인도 마스크를 사용하는 시간이 늘어나면서 얼굴 피부 부작용을 호소하는 경우가 많아졌습니다.

특히 확진된 환자를 치료하는 의료인들은 N95 마스크를 사용합니다. N95 마스크는 감염 예방을 위하여 마스크와 피부의 접촉 부위에 빈틈이 없어 피부에 자극을 많이 줍니다. 또한 마스크 내부의 온도와 습도가 올라가게 되어, 피부 장벽 기능에 나쁜 영향을 미치게 됩니다. 면 마스크, 수술용 마스크, 보건용 마스크보다 얼굴 피부 부작용이 생기는 빈도가 더 많습니다.

보고에 따르면 의료인의 마스크 착용에 따른 얼굴 피부 부작용은 50~75%에 달합니다. 2명 중 1명 또는 4명 중 3명 정도의 비율로 마스크 착용에 의한 피부 부작용이 생기고 있습니다.

의료인이 아닌 일반인 대상의 연구에서도 증상에 따라 피부 부작용이 나타나는 비율이 30~65%에 달한다고 보고되고 있습니다. 3명 중 1명 또는 3명 중 2명의 비율로 피부 부작용이 나타난다고 할 수 있습니다.

· 3명 중 1명 내지 2명 빈도로 피부 부작용이 생깁니다.

· 의료인의 경우에는 더 많은 빈도로 생깁니다.

22

마스크에 의한 얼굴 피부 부작용은 무엇인가요?

500여 명을 대상으로 조사한 연구에 의하면, 피부가 건조하거나 피부가 당기는 느낌이 가장 흔했으며 3명 중 2명 정도 비율로 관찰되었습니다. 다음으로는 피부가 가려운 증상과 피부를 누를 때 아픈 압통 증상이 각각 2명 중 1명 정도로 흔하게 관찰되었습니다. 피부가 화끈거리는 통증도 3명 중 1명 정도로 나타났습니다.

피부 병변으로는 각질이 일어나거나, 피부가 붉어지는 홍반이 각각 2명 중 1명 빈도로 발생하였습니다. 홍반은 마스크 착용 부위의 피부 온도가 올라가면서 피부의 혈관이 확장되고 혈액의 흐름이 많아지면서 일시적으로 얼굴이 붉어지기 때문에 발생합니다.

또한 피부가 짓무르는 증상과 갈라지는 증상, 좁쌀 모양의 피부 구진이 각각 3명 중 1명 이상의 빈도로 관찰되었습니다. 피부가 벗겨지는 미란도 드물지만 관찰되었습니다. 또한, 마스크 착용 부위에 피지 증가로 인해 피부가 번들거리고 여드름이 나타나는 경우도 발생했습니다.

얼굴에 피부 질환이 있는 환자라면 마스크 사용으로 인해 기존 피부 질환이 더 심해질 수 있습니다. 마스크에 의해 나빠질 수 있는 대표적인 피부 질환으로는 아토피피부염, 지루피부염, 여드름, 주사 등이 있습니다.

· 건조한 느낌, 당기는 느낌의 피부 증상이 흔합니다.

· 피부 홍반과 좁쌀 모양의 피부 트러블이 생깁니다.

· 피지 분비가 증가하여 여드름이 생깁니다.

· 기존 피부 질환이 악화됩니다.

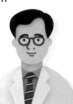

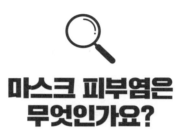

23

마스크 피부염은
무엇인가요?

마스크 피부염은 마스크 사용과 관련되어 얼굴에 나타나는 다양한 양상의 피부염을 의미합니다. 피부염이란 염증성 피부 반응으로 습진과 같은 의미입니다.

흔한 마스크 피부염으로는 합성 섬유인 마스크를 착용해 지속적인 자극을 받아 피부염이 생기는 자극성 접촉피부염이 있습니다. 또한 피부 장벽이 손상되어 알레르기 물질의 침투로 인한 알레르기성 접촉피부염도 발생합니다.

　대표적인 마스크 피부염으로 마스크네maskne라고 불리는 여드름 모양의 발진이 있습니다. 여드름, 아토피피부염, 지루피부염, 주사와 같은 피부 질환이 마스크 착용으로 인하여 심해지는 경우에도 넓은 의미로 마스크 피부염이라고 할 수 있습니다.

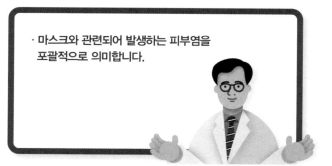

· 마스크와 관련되어 발생하는 피부염을 포괄적으로 의미합니다.

24

마스크 피부염의
위험 인자는 무엇인가요?

마스크 피부염이 발생하는 빈도는 마스크의 종류, 사용 시간, 기존 피부 질환이 있는지 여부에 따라 달라집니다.

수술용 마스크에 비하여 피부에 밀착되는 의료용 마스크(N95 마스크)를 사용하면 얼굴 피부 부작용 증상이 2.6배 더 많이 발생한다고 알려져 있습니다. 공기가 잘 통하지 못하여 피부 장벽이 더 약해지거나,

국소적으로 피부에 강한 압력이 가해지기 때문이라고 생각합니다.

또 마스크를 오래 사용할수록 피부염이 심하고 흔하게 나타나는 것으로 보아 마스크 사용 시간도 중요한 위험 인자입니다. 특히 하루에 4시간 이상 마스크를 사용하면 얼굴의 홍반, 눌림, 가려움 증상이 유의하게 증가합니다. 하루에 8시간 넘게 사용하는 경우에는 4시간 미만으로 사용하는 경우에 비하여 마스크 피부염의 위험도가 2.7배 더 증가한다고 알려져 있습니다.

여드름, 아토피피부염, 접촉피부염, 지루피부염, 주사와 같은 피부 질환을 이미 갖고 있으면 마스크에 의한 얼굴 피부 부작용 증상이 더 많이, 그리고 심하게 발생하게 됩니다. 얼굴에 피부 질환이 있으면 피부 장벽이 이미 손상되어 있는 것입니다. 이런 상황에서 마스크를 장시간 착용하게 되면 추가 손상과 염증이 더 심하게 나타날 수 있습니다. 또한 마스크 착용으로 인해 피부의 온도, 땀 분비, 피지 분비 수준에 변화가 생기면 피부에 항상 존재하는 상재균(마이크로바이옴, microbiome)의 종류와 양에도 변화를 주어 피부까지도 영향을 받는다고 생각합니다.

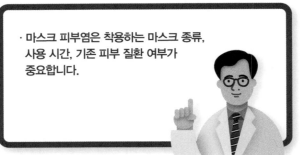

· 마스크 피부염은 착용하는 마스크 종류, 사용 시간, 기존 피부 질환 여부가 중요합니다.

25

올바른
마스크 착용법은?

마스크는 나와 타인 간에 비말을 통한 바이러스 감염을 예방하는 데 매우 중요한 수단입니다. 만약 적절하게 착용하지 않으면 예방 효과가 낮으므로 주의가 필요합니다. 올바른 마스크 착용법을 알아보도록 하겠습니다.

마스크를 적절히 펴서 코와 입 그리고 턱을 모두 덮도록 착용해야 합니다. 또한 마스크와 얼굴 사이의 틈을 최소화하는 것이 중요합니다. 마스크 착용 후 마스크가 피부에 밀착되도록 콧등 부위 등을 손가락으로 조절해야 합니다. 사람마다 얼굴 크기가 다르므로 본인의 얼굴 크기에 맞는 마스크를 선택하는 것이 중요합니다. 얼굴에 밀착되도록 끈을 짧게 매는 것도 좋은 방법입니다.

마스크 안에 휴지나 손수건 등을 덧대게 되면 마스크와 얼굴 사이에 틈을 만들 수 있으니 주의가 필요합니다. 마스크 착용 중이나 벗을 때에 겉면을 손으로 만지지 않도록 주의하고 벗을 때에는 끈만 잡고 벗는 것이 좋습니다.

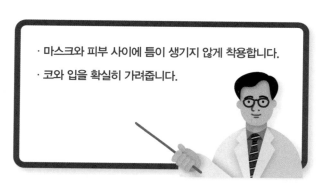

- 마스크와 피부 사이에 틈이 생기지 않게 착용합니다.
- 코와 입을 확실히 가려줍니다.

26

마스크 종류가 다양한데 어떤 마스크를 선택해야 할까요?

마스크에는 여러 가지 종류가 있습니다. 사용 목적에 따라 크게 면 마스크, 수술용 마스크, 보건용 마스크, 비말 차단용 마스크, 의료용 마스크 등으로 구분됩니다.

면 마스크는 차가운 바람을 막아주는 효과가 있고 피부 자극이 적으며 밀착성이 좋고 세탁 후 재사용할 수 있다는 장점이 있습니다. 하지만 비말을 흡수해 바이러스 감염이 일어날 우려가 있어 감염 예방 효과는 낮습니다.

수술용 마스크 혹은 덴탈 마스크라고도 부르는 마스크는 비말의 투과를 억제하여 감염 예방 효과가 있습니다. 보건용 마스크에 비해 상대적으로 숨쉬기와 말하기가 편하다는 장점이 있으나, 입자 차단 능력은 보건용 마스크에 비해 상대적으로 낮습니다.

보건용 마스크는 미세입자 차단 성능의 정도에 따라 KF(Korea Filter의 약어)로 표기하는 마스크입니다. 보통 KF80과 KF94가 많이 사용됩니다. KF99도 있으며 그 수치가 높을수록 미세입자 차단 효과가 높습니다. 다만, 숨 쉴 때 저항이 함께 증가합니다. 만약 호흡에 어려움이 있는 사람이라면 착용 후에 어지러움이나 호흡 곤란을 유발할 수 있으니 주의가 필요합니다.

이러한 문제점을 개선하기 위해 국내에서는 비말 차단용 마스크를 개발하였습니다. 침방울 차단 효과가 있어 감염 예방에도 효과가 있으면서 숨쉬기에도 편하다는 장점이 있습니다. 수술용 마스크와 비슷한 정도로 입자 차단 효과가 있는 것으로 알려져 있습니다.

그 외에 병원처럼 높은 감염 위험에 노출되는 곳에서는 N95 마스크라고 부르는 의료용 마스크를 착용하기도 합니다. 공기 중에 있는 0.3㎛ 정도의 미세 입자를 95% 이상 차단하는 효과가 있어 감염 예방에 있어 아주 효과적입니다. 하지만 KF 수치가 높은 보건용 마스크처럼 호흡에 불편함이 있으므로 주의가 필요합니다.

· 수술용, 보건용, 비말 차단용, 의료용 마스크를 상황에 맞게 착용합니다.

27

마스크의 종류에 따라 피부에 미치는 영향이 다른가요?

일반적으로 마스크를 착용하면 마스크 내부는 호흡이나 땀 분비 등에 의해 습도와 온도가 증가하게 됩니다. 그와 동시에 피부 표면의 습도도 증가하고 수분 소실량, 피지 분비량, 피부 산도도 함께 증가하게 됩니다. 마스크를 장시간 착용하고 반복적으로 착용하게 될 경우 피부의 변화가 지속되고 심해져 궁극적으로는 여러 가지 피부 질환의 발생과 악화를 유발하게 됩니다.

그럼 마스크의 종류에 따라 이러한 피부 변화가 다를까요? 그 답은 '다르다'입니다. 마스크의 종류에 따라 미세입자 투과율의 차이가 날 뿐만 아니라 호흡할 때 불편한 정도도 다릅니다. 마스크 내부와 외부 간의 공기 흐름의 차이로 인해 마스크 내부의 습도나 온도 변화도 차이를 보입니다.

수술용 마스크(덴탈 마스크)보다 KF94 보건용 마스크를 착용했을 때 아주 큰 차이는 아니지만 피부의 수분도, 홍반, 피지 분비량, 산도의 증가가 더 발생하는 것으로 확인되었습니다. 따라서 보건용 마스크나 그와 유사한 N95 마스크 등을 반복하여 장시간 착용할 경우, 피부 부작용을 최소화하기 위한 노력과 주의가 더욱 필요하겠습니다.

· 미세입자 차단 능력이 높은 마스크일수록 피부에 더 나쁜 영향을 줍니다.

28

마스크에 의한
물리적 손상에는
어떤 증상이 있는지요?

　　마스크를 착용할 때에는 마스크가 코에 잘 접촉하도록 눌러주는 노즈와이어nose wire나 귀에 걸어주는 이어밴드ear band 같은 구조물들이 피부에 압력과 마찰을 초래할 수 있습니다. 이러한 구조에 의해 피부에 장시간 압력이 지속되거나 반복적으로 마찰을 초래할 경우 피부에 물리적 손상이 발생될 수 있습니다. 특히 노즈와이어에 의해 눌리는 콧등이나 이어밴드가 닿는 귀 등에 물리적 손상이 자주 발생합니다.

초기에는 눌린 자국이나 경미한 홍반이 발생됩니다. 보통 이러한 증상은 물리적 자극이 없어지면 약 1~2시간 내에 소실됩니다. 하지만 동일한 위치에 반복하여 자극이 발생할 경우 물집이나 궤양 등이 발생할 수 있습니다.

마스크에 의한 물리적 손상은 습한 환경에서 더욱 잘 생기며, N95 마스크처럼 피부에 강한 마찰이나 압력을 주는 마스크를 착용할 때 흔하게 발생합니다.

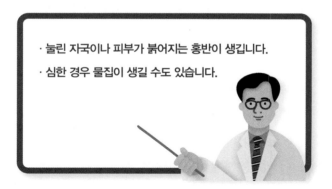

· 눌린 자국이나 피부가 붉어지는 홍반이 생깁니다.
· 심한 경우 물집이 생길 수도 있습니다.

29

마스크에 의한 눌린 자국이 생기지 않게 하려면 어떻게 해야 하나요?

먼저 본인의 얼굴 크기에 맞는 마스크를 선택해야 합니다. 마스크를 착용할 때에는 이어밴드를 조절하여 적절한 강도로 마스크를 착용하는 것이 중요합니다. 마스크를 착용하기 30분에서 1시간 전에 마스크가 닿는 부위에 보습제를 도포하면 물리적 자극을 최소화하는 데 도움됩니다.

마스크에 의해 눌린 자국이 주로 생기는 콧등이

나 광대 부위, 귀, 이마 등에 예방적 드레싱을 하면 눌린 자국을 예방하는 데 도움이 됩니다. 이때 밴드 등의 드레싱 제품을 너무 두꺼운 것을 사용하면 마스크와 얼굴 사이에 공간이 발생하여 감염 예방 효과가 떨어질 수 있으니 주의가 필요합니다. 또한 이어밴드에 의해 발생하는 귀의 눌린 자국을 예방하기 위해서 양쪽 이어밴드를 뒤통수 쪽에서 연결하는 방법도 있습니다.

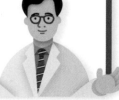

· 적절한 크기의 마스크를 사용합니다.
· 보습제를 마스크 착용 전에 바릅니다.
· 예방적 드레싱이 도움됩니다.

30

마스크에 의해 피부 장벽이 파괴된다고 하던데요?

피부의 수분 소실은 마스크 착용 전보다 마스크 착용 후에 증가합니다. 마스크를 장시간 착용하면 호흡과 땀 분비 등으로 마스크 내부의 수분도가 높아져 습한 환경을 이루게 됩니다. 이렇게 피부의 온도가 증가하고, 습한 환경이 만들어지면 피부 장벽이 손상됩니다. 마치 기저귀를 오래 찬 아기의 엉덩이 피부와 비슷한 상태가 만들어져 피부 장벽의 손상을 유도한다고 볼 수 있습니다. 마찬가지로 마스크 착용 후 관찰되는 피부의 수분 소실 증가도 피부 장벽 손상, 땀 분비의 증가로 인해 발생된다고 생각됩니다.

피부 표면의 산도는 피부에 존재하는 여러 가지 효소의 활성을 조절하여 피부 장벽 기능을 유지하고 회복하는 데 중요합니다. 피부 표면은 보통 약산성입니다. 만약 산도가 높아지면, 효소의 활성 변화를 초래하여 피부 장벽의 손상을 유도하고, 회복 과정에 장애가 발생할 수 있습니다. 마스크를 오래 착용하게 되면 피부 표면의 산도가 증가하여, 약산성 산도에서 다소 알칼리 산도로 변하게 됩니다. 이를 통해 피부 장벽이 손상되고 회복도 저해될 수 있습니다.

마스크를 장시간 반복적으로 착용하면 이러한 상황이 반복되면서 피부 장벽의 손상이 심화되어 다양한 피부 질환을 유발하거나 기존 질환이 악화될 수 있습니다. 하지만 마스크 착용에 의한 피부의 수분도 변화, 온도 변화, 산도 변화는 마스크를 벗게 되면 정상화된다고 알려져 있습니다.

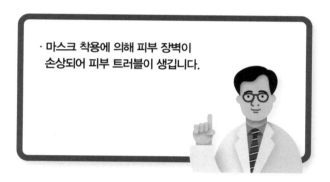

· 마스크 착용에 의해 피부 장벽이 손상되어 피부 트러블이 생깁니다.

31

마스크 사용 후 피부 산도가
알칼리화된다고 하는데요?

얼굴과 손을 포함한 우리 몸의 피부는 정상적으로 pH 5의 약산성 상태를 유지합니다. 정상적으로 약산성을 유지하고 있는 피부 산도는 피부 건강 상태 등에 따라 달라질 수 있으며, 알칼리화되기 쉽습니다.

피부의 pH가 약산성으로 잘 유지되면, 피부 장벽 지질을 만드는 효소와 단백질을 분해하는 효소의 균형을 조절해 피부 장벽을 좋은 상태로 유지하고, 적절한 피부 탈락을 유도하여 피부를 건강하게 유지할 수 있습니다. 또한 약산성 상태에서는 항균 작용이 있는 항균 펩티드를 잘 조절하여, 피부 상재균(마이크로바이옴)을 최적 상태로 유지하여 피부를 건강한 상태로 유지합니다.

실제로 아토피피부염이 있거나 노화된 피부에서는 피부의 pH가 알칼리화되는 것을 관찰할 수 있습니다. 이에 따라 피부 장벽이 손상되고 피부 탈락의 문제가 생겨 각질이 과도하게 발생합니다. 또한, 항균 펩티드가 잘 만들어지지 못하여 피부 마이크로바이옴이 변하고 세균 감염에 취약해집니다.

피부염이 없는 일반인 20명을 대상으로 수술용 마스크(덴탈마스크)를 착용하게 한 다음 2시간 후 피부 상태를 비교해봤습니다. 마스크로 가려지지 않았던 피부보다 마스크로 가려진 피부의 pH가 유의하게 증가하여 피부 산도가 알칼리화되는 것을 확인하였습니다. 따라서 마스크 착용 전후에 약산성 보습제를 발라주는 것이 피부 산도 유지에 도움이 됩니다.

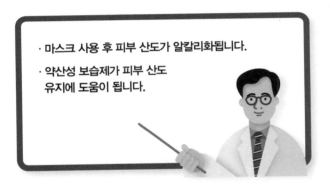

· 마스크 사용 후 피부 산도가 알칼리화됩니다.

· 약산성 보습제가 피부 산도 유지에 도움이 됩니다.

마스크 사용 후
얼굴이 건조해집니다.
왜 그러죠?

　피부 장벽은 피부 제일 바깥쪽의 각질 세포와 각질 세포 사이사이의 틈을 막아주는 지질 성분으로 이루어져 있습니다. 피부 장벽은 외부로부터 병원체나 유해 물질이 침투하는 것을 막고 체내의 수분이 몸 밖으로 소실되는 것을 막는 데 중요한 역할을 합니다.

　따라서 피부 장벽이 손상되면 피부를 통한 수분

소실이 증가하고, 궁극적으로 피부가 건조해집니다. 예를 들어, 비누를 이용하여 몸을 자주 씻으면 오히려 피부가 건조해져 건조 피부염이 발생할 위험이 높아집니다. 이는 비누에 포함된 계면 활성제 성분이 피부 각질층의 지질 성분을 제거하여 피부 장벽을 손상시키고, 그로 인해 수분 소실이 증가하기 때문입니다.

마스크를 착용하면 피부 온도 상승, 수분도 상승, 산도 증가 등을 통해 피부 장벽이 손상될 수 있습니다. 마스크 착용 당시에는 호흡이나 땀 분비 등으로 인해 피부 표면의 수분이 증가하여 건조함이 나타나지 않지만 마스크를 벗고 시간이 흐르면 손상된 피부 장벽에 의해 수분 소실이 증가하면서 피부가 건조해지게 됩니다.

따라서 마스크를 장시간 반복하여 착용할 때에는

착용 전후에 보습제를 꾸준히 도포하여 피부 건조를 예방하는 것이 중요합니다.

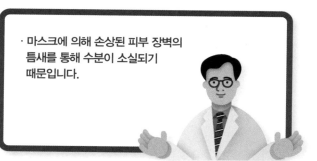

· 마스크에 의해 손상된 피부 장벽의 틈새를 통해 수분이 소실되기 때문입니다.

33

마스크를 사용하면
왜 입술이 건조해지나요?

마스크를 착용하면 피부 장벽 손상이 발생하고 그로 인해 피부가 건조해질 수 있습니다. 입술 역시 같은 이유로 건조해질 수 있으며, 마스크를 착용하고 있는 동안 수분 섭취가 부족할 수 있기 때문에 입술은 더욱 건조해집니다. 또한 입술이 건조해지고 수분 섭취가 제한되면서 입술을 자주 핥게 되는 경우가 많습니다. 이러한 행위도 입술의 피부 장벽을 손상시켜 입술 건조를 더욱 악화시킵니다.

입술이 건조해지면 구순염 등 입술에 발생하는 피부 질환이 발생할 확률이 높아지기 때문에 입술 건조를 예방하는 것이 중요합니다. 마스크 착용으로 인해 입술이 건조해지지 않도록 입술에도 보습제를 자주 바르고, 충분히 수분 섭취를 하는 것이 중요하며, 가급적 입술을 핥지 않는 것이 중요합니다.

· 입술의 피부 장벽이 손상되기 때문입니다.

· 물을 덜 마시고, 입술을 핥게 되기 때문입니다.

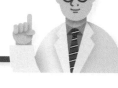

34

마스크 사용에 의한 얼굴 및 입술 건조를 예방하려면 어떻게 해야 하나요?

마스크를 장시간 반복적으로 착용하면 피부 장벽이 손상되고 그로 인하여 얼굴과 입술이 건조해질 수 있습니다. 이를 예방하는 방법으로는 마스크 착용 전 30분에서 1시간 사이에 보습제를 바르는 것을 추천합니다.

가급적 장시간 연속으로 마스크를 착용하는 것을 피하고 2~3시간마다 약 10분 정도 휴식을 취합니다.

이때 가능하다면 보습제를 추가로 도포하는 것이 도움됩니다.

마스크를 착용하지 않는 시간이나 휴일 등에도 보습제를 3~4시간마다 덧발라주는 것이 좋습니다. 잦은 세안은 피하고, 세안 시에는 약산성의 클렌저나 보습 성분을 포함한 클렌저를 사용하면 좋습니다. 또한 수분을 충분히 섭취하고, 입술을 핥는 행위 등은 삼가야 합니다.

보습제는 기제에 따라 연고, 크림, 로션, 젤 형태가 있습니다. 보습 효과는 연고가 가장 좋고 그다음으로 크림, 로션, 젤 순입니다. 보습제를 사용하여도 건조 증상이 충분히 개선되지 않는다면 보습제의 기제를 다른 것으로 변경해야 합니다.

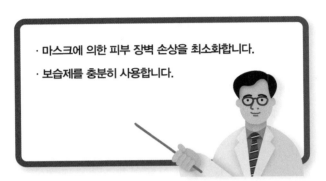

· 마스크에 의한 피부 장벽 손상을 최소화합니다.

· 보습제를 충분히 사용합니다.

마스크 사용 후에
피부 온도가 올라가나요?

실제로 마스크를 오래 사용하면 마스크 내부에서 열감을 느끼는 경우가 많습니다. 국내 연구에서도 얼굴 부위별로 열화상 카메라를 사용하여 피부 온도를 측정한 바 있습니다. 보건용 KF94 마스크를 1시간 사용 후 피부 온도를 측정하였더니 입 주위 온도는 1.31℃, 턱 부위 온도는 1.6℃가 올라갔습니다. 6시간 사용 후에도 입 주위 온도는 1.27℃, 턱 부위 온도는 1.5℃가 올라갔습니다. 다른 연구에서도 마스크를

6시간 사용 후에 피부 온도가 2.09°C 올라간다는 사실을 확인하였습니다.

피부 온도가 올라가는 이유는 따뜻한 호흡을 통해 입김에 계속 노출되고, 마스크 내부의 밀폐 효과로 인해 내부의 온도가 상승하기 때문이라고 생각됩니다. 단, 마스크를 1시간 사용할 때와 6시간 사용할 때의 피부 온도가 비례해서 늘어나지는 않았습니다. 또한 지속적으로 2주 사용 후에도 피부 온도가 더 올라가지는 않았습니다. 이는 피부 온도를 적정 범위 내에서 유지하기 위한 항상성 때문이라고 생각됩니다.

· 마스크를 착용하면 피부 온도가
1도 내지 2도 정도 올라갑니다.

36

마스크 사용 후에
피지 분비가 많아지나요?

피지는 피부의 피지샘에서 만들어져 모공을 통해 밖으로 배출됩니다. 이때 피부 온도가 상승하면 피지 분비가 증가하는 것으로 알려져 있습니다. 연구에 따르면 피부 온도가 1℃ 상승하면 피지 분비가 약 10% 증가합니다. 따라서, 마스크 착용에 의해 피부 표면 온도가 상승하면 피지 분비의 증가를 초래합니다.

또한 모공을 테이프로 막으면 오히려 피지 분비

가 증가한다는 것이 실험을 통해 증명되었습니다. 마찬가지로 마스크 착용으로 인해 각질의 수분이 증가하면 각질이 불게 되어 모공의 입구를 막게 됩니다. 그로 인해 피지 분비가 더욱 증가할 수 있습니다.

· 마스크 착용 후 피부 온도가 증가하면 피지 분비가 증가합니다.

· 마스크 착용 후 모낭 입구가 막히면 피지 분비가 증가합니다.

37

마스크를 착용하면 얼굴의
피부 질환이 나빠지나요?

　　마스크 착용으로 인해 기존에 있던 얼굴의 피부 질환이 악화되는 경우가 종종 있습니다. 악화될 수 있는 질환으로 여드름, 지루피부염, 주사, 모낭염 등이 있습니다.

　　여드름은 얼굴, 목, 가슴, 등 피부에 면포, 구진, 농포 등이 발생하는 염증성 피부 질환입니다. 10대 초반에 흔하게 발생하나, 20대 전후 그리고 30~40대에서도 발생합니다. 피지 분비가 많아지는 것도 여드름의 여러 원인 중 하나입니다. 마스크를 오래 착용하면 착용 부위에 피지 분비가 많아지고, 피지 배출이 제대로 되지 않기 때문에 여드름이 악화될 수 있습니다.

지루피부염은 두피와 얼굴 그리고 몸통 상부에 주로 발생하는 피부 질환입니다. 피부가 붉어지는 홍반과 피부가 허옇게 일어나는 인설이 관찰됩니다. 지루피부염 역시 피지 분비가 많아져서 생기는 병입니다. 따라서 피지샘이 많이 분포하는 이마, 코, 뺨 등의 부위에서 주로 지루피부염 병변이 관찰됩니다. 마스크를 착용해 피지 분비가 많아지는 턱, 코, 볼 주위의 피부에서 지루피부염 병변이 악화되는 경우가 종종 있습니다.

주사는 주로 코와 뺨과 얼굴 중심 부위의 피부에

발생하는 염증성 피부 질환입니다. 혈관 확장, 홍반, 구진, 농포 등이 관찰됩니다. 30~50대 여성에게서 호발하는 병이며, 자외선 노출 등에 의해 악화되는 병입니다. 마스크 착용으로 인해 피부 온도가 상승하면 주사 질환의 증상이 악화될 수 있습니다.

모낭염은 모낭이 막히거나, 균이 들어가서 염증을 유발하여 발생하는 피부 질환으로 구진, 농포의 양상으로 나타나게 됩니다. 모낭염 역시 마스크 착용에 의해 피지 배출이 제대로 이뤄지지 않으면 악화될 수 있습니다.

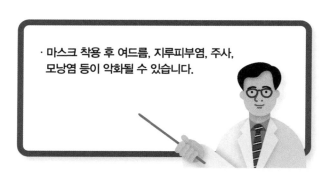

· 마스크 착용 후 여드름, 지루피부염, 주사, 모낭염 등이 악화될 수 있습니다.

마스크 착용 후 여드름이
생길 수 있나요?

여드름은 피지샘에 발생하는 염증 질환으로 다양한 인자에 의해서 발생합니다. 피지 분비 증가, 여드름 균Cutibacterium acnes의 증식, 모낭 입구를 막는 이상 각화증, 그리고 염증 반응의 증가가 여드름의 주요 원인들입니다.

특히 마스크 착용 후 여드름이 많이 생길 수 있습니다. 마스크에 의한 여드름도 일반적인 여드름과 비숫한 원인에 의해 발생하고 악화됩니다. 마스크 내부의 호흡과 땀으로 인하여 마스크 내부 온도가 상승하고 습해지면 피부 장벽이 약해지고 염증이 생기기 쉬운 상태가 됩니다.

또 피부 온도가 1℃ 올라가면 피지 분비가 10% 증가하게 됩니다. 피지 분비의 증가는 여드름의 원인입니다. 피부 표면 지질의 성분도 변하는데, 스쿠알렌 함량이 변하여 여드름이 발생하기 쉬운 상태가 됩니다.

마스크에 의한 압력과 자극으로 인해 모낭 입구가 막히면 피지 배출이 잘 안 되어 여드름이 더 잘 생기게 됩니다. 피지샘이 눌려 자극을 받으면 부풀어 오르게 되고, 모낭과 피지샘에서 여드름 균이 증식하면서 염증이 생겨서 여드름 병변을 쉽게 일으킵니다. 또한 피부 장벽이 손상되면 피부 마이크로바이옴의 항상성이 깨지고 불균형을 이루게 되는데 이러한 변화가 여드름 악화에 기여하게 됩니다.

· 마스크 착용 후 여드름이 더 잘 생깁니다.
· 피지 분비 증가, 모낭 입구 막힘 증상, 여드름균 증식, 염증이 원인입니다.

39

마스크에 의한 여드름은
일반 여드름과 다른가요?

마스크에 의한 여드름(마스크네)은 마스크가 주로 가리는 입 주위 O-존O-zone에 주로 발생합니다. 마스크 사용 6주 내에 여드름이 생기거나, 기존에 발생한 여드름이 마스크 사용으로 인해 심해지면 마스크에 의한 여드름으로 진단합니다.

여드름은 보통 면포comedone라고 불리는 비염증성 병변과 구진, 결절, 농포 등의 염증성 병변으로 나눌

수 있습니다. 마스크에 의한 여드름은 비염증성 병변
도 나타나지만 보통 염증성 병변이 나타나는 경우가
많습니다.

마스크 착용에 의하여 여드름 병력이 있던 사람
에게서 여드름이 생기거나 악화되는 경우가 대부분
이지만, 여드름이 없던 사람도 마스크 착용 후에 여
드름이 발생할 수 있습니다.

· 일반 여드름은 면포로 시작됩니다.

· 마스크에 의한 여드름은 면포보다 염증성 병변이 주
로 생깁니다.

· 마스크로 가리는 부위에 생깁니다.

40

지루피부염이 있는데 마스크 착용은 어떻게 해야 좋을까요?

지루피부염은 마스크 착용에 의하여 악화될 수 있는 피부 질환 중 한 가지입니다. 마스크를 장시간 착용하면 피지 분비 현상이 증가합니다. 이는 지루피부염을 악화시키는 중요한 원인입니다. 또한 마스크 착용에 의해 피부 온도가 상승하면 피부 혈관이 확장될 수 있습니다. 이로 인해 피부의 염증이 악화되고 염증성 피부 질환인 지루피부염도 악화될 수 있습니다. 또한 마스크 착용에 의해 피부 장벽 손상이 발생하면 지루피부염을 악화시킬 수 있습니다.

　마스크 착용에 따른 피부의 변화는 마스크를 장시간 착용할수록, 그리고 반복 착용할수록 더욱 악화될 수 있습니다. 가능하다면 마스크를 장시간 연속하여 착용하는 것을 피하고 2~3시간마다 마스크를 벗고 휴식을 취하는 것이 좋습니다. 또한 보건용 마스크보다는 덴탈 마스크가 피지 분비, 피부 온도 상승 등을 덜 유도하기 때문에 지루피부염의 악화를 최소화하는 데 도움이 됩니다. 또한 보습제를 마스크 착용 전 30분에서 1시간 사이에 도포하는 것도 도움이 됩니다.

· 마스크 착용이 지루피부염을 악화시킬 수 있습니다.

· 덴탈 마스크가 보건용 마스크보다
  악화 정도가 적습니다.

· 마스크 착용 전에 보습제를 바르세요.

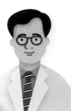

41

주사가 있는데 마스크 착용에 의해 악화될까요?

주사 병변은 주로 코와 볼 등 얼굴의 중심부에 나타나기 때문에 마스크 착용에 많은 영향을 받습니다. 특히 마스크 착용에 의해 유도되는 피부 온도의 상승과 그로 인한 혈관 확장은 주사의 주요 증상인 홍조와 혈관 확장의 악화를 초래합니다. 또한 혈관 확장은 피부의 염증 악화를 유도하여 주사를 더욱 악화시킬 수 있습니다. 마스크 착용으로 인한 피지 분비의 증가도 주사를 악화시키는 주요 원인입니다.

따라서 주사 환자는 마스크를 장시간 착용하는 것을 가급적 피하고 2~3시간마다 10분 정도 마스크를 벗고 휴식을 취하는 것이 좋습니다. 또한 보건용 마스크보다 상대적으로 피부에 영향을 덜 주는 덴탈 마스크를 사용하는 것이 주사 악화를 최소화하는 데 도움이 될 수 있습니다. 주사 증상이 심한 경우, 그리고 장시간 마스크 착용을 피할 수 없는 경우에는 주사의 증상 정도에 따라 경구 약물과 도포제 등을 이용한 치료를 병행하는 것을 추천합니다.

· 주사의 홍조, 혈관 확장, 염증이 악화될 수 있습니다.

· 가능하면 장시간 마스크 착용을 피합니다.

· 피부 부작용이 적은 덴탈 마스크를 사용하는 것이 좋습니다.

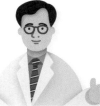

42

마스크에 의해 안면 홍조가 심해지나요?

마스크를 사용하면 피부 온도가 올라가게 되고, 이에 따라 피부의 혈관들이 확장됩니다. 혈관이 확장되면 피부 혈류가 증가하여 얼굴에 홍조가 생깁니다. 피부염이나 주사 등 기존의 피부 질환 때문에 홍조가 있었던 경우에는 홍조가 더 심해지게 됩니다.

마스크 착용 후에 피부 온도 증가로 인해 일시적으로 얼굴이 붉어지는 경우가 종종 관찰됩니다. 뺨의 붉은 정도를 객관적인 기기로 측정한 국내 연구 자료를 보면 마스크 사용 1시간, 6시간 후에 홍조가 20% 이상 유의하게 증가하였습니다. 외국 연구에서도 마스크에 덮인 뺨 부위와 덮이지 않은 뺨 부위를 비교하였을 때 마스크 부위가 22.6% 더 붉은 것을 확인하였습니다. 이러한 홍조는 마스크 사용을 하지 않을 때는 다시 정상 피부 수준으로 호전됩니다.

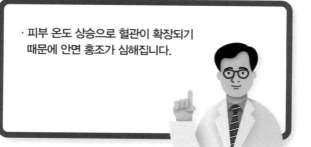

· 피부 온도 상승으로 혈관이 확장되기 때문에 안면 홍조가 심해집니다.

43

마스크 착용을 하면 아토피 피부염이 나빠지나요?

아토피피부염을 갖고 있으면 붉게 보이는 염증이 있는 피부뿐만 아니라 정상적으로 보이는 피부도 피부 장벽의 기능이 떨어진 상태입니다. 특히 아토피피부염이 있는 아이들은 마스크 사용에 의해 아토피피부염이 쉽게 악화될 수 있습니다. 또한 기능이 감소되어 있는 피부 장벽을 통하여 자극 물질이나 알레르기 물질이 쉽게 들어오면서 접촉피부염이 쉽게 발생할 수 있습니다.

연구에 의하면 아토피피부염 환자는 마스크 사용 후 피부에 열감을 호소하는 경우가 정상인보다 많았습니다. 또 가려움이 심해지며, 따갑고 화끈거림 등의 피부 증상을 자주 호소하였습니다. 마스크 착용 후에는 아토피피부염이 심해지지 않도록 좋은 피부 장벽을 유지할 수 있도록 해야 합니다.

기본적으로 피부염 발병 부위는 물론이고 건조한 피부에도 약산성 보습제를 충분히 사용하는 것이 좋습니다. 일반적으로 아토피피부염 환자는 피부가 매우 건조하기 때문에 연고 또는 크림 제형의 보습제를 추천합니다. 그러나 마스크에 의하여 여드름이 생길 수 있는 젊은 연령의 경우에는 가벼운 제형의 로션이나 수성 크림 제형의 보습제를 충분히 사용하는 것이 좋습니다. 심하지 않은 아토피피부염의 경우 보습제로도 좋은 피부 상태를 유지할 수 있습니다.

보습제만으로 조절되지 않는 경우 강도가 약한 6~7 등급의 국소스테로이드제제(국소스테로이드제제는 보통 1~7등급으로 구분하고 1등급이 제일 강하고, 7등급이 제일 약합니다)를 사용하거나, 스테로이드가 아닌 국소 면역조절제(프로토픽, 엘리델 등)를 주로 사용합니다.

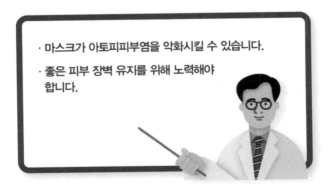

· 마스크가 아토피피부염을 악화시킬 수 있습니다.
· 좋은 피부 장벽 유지를 위해 노력해야 합니다.

44

아토피피부염이 있는 아이들을 위한 올바른 마스크 착용법은 무엇인가요?

아토피피부염이 있는 경우 피부 장벽이 약해져 있기 때문에 마스크를 착용하면 땀이 분비되어 가려움이 심해지고 아토피피부염이 심해지는 경우가 많습니다. 마스크를 연속하여 너무 오래 사용하지 않도록 하고, 감염 위험이 없는 장소에서는 자주 마스크를 벗어 피부에 휴식 시간을 주어야 합니다.

보습제를 냉장고에 보관했다가 차갑게 바르면 열감을 줄여, 땀과 피지가 모공을 막고 피부 장벽 손상을 악화시키는 것을 예방하는 데 도움이 됩니다. 특히 마스크를 착용하면 입 주위에 건조 증상이 심해질 수 있습니다. 입 주위를 포함하여 마스크를 사용하는 부위에는 보습제를 반복해서 자주 사용하여야 합니다.

연고 제형을 바른 상태에서 마스크로 인해 피부가 밀폐되면 모낭염이나 여드름이 발생할 수 있으므로 보습력이 다소 떨어지더라도 마스크 사용 부위에는 로션이나 수성 크림 제형의 보습제를 사용하는 것이 좋습니다. 마스크 사용 전에 발라서 충분히 흡수되고, 끈적거리는 느낌이 없도록 하는 것이 좋습니다. 집에 들어오면 땀과 과도한 피지를 씻어낼 수 있도록 미지근한 물로 세안하고, 비누보다 약산성의 무향, 저자극성 클렌저를 사용하는 것이 좋습니다.

· 마스크에 의해 땀이 차지 않도록 합니다.

· 약산성 보습제를 자주 사용합니다.

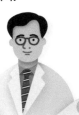

45

마스크에 의한 접촉피부염은
왜 생기나요?

접촉피부염은 외부의 환경 인자나 화학 물질이 피부에 직접 닿아서 생기는 피부염입니다. 크게 자극성 접촉피부염과 알레르기성 접촉피부염으로 나눌 수 있습니다.

자극성 접촉피부염은 누구나 원인 물질에 반복적으로 오랫동안 노출되면 생길 수 있습니다. 코로나19 예방을 위하여 비누를 자주 사용해서 생기는 손 습진도 대부분 자극성 접촉피부염입니다. 마스크에 의한 접촉피부염 중 자극성 접촉피부염이 80%를, 알레르기성 접촉피부염이 20%를 차지하고 있습니다.

마스크를 착용한 채로 지속적으로 호흡하고 말하게 되면 밀폐된 마스크 내부의 온도와 습도가 높아집니다. 그러면 땀도 많이 나고, 피부 산도가 알칼리화되어 결과적으로 피부 장벽이 손상됩니다. 피부 장벽이 손상되면 피부를 통한 수분 손실이 지속적으로 많아져 피부가 건조하게 됩니다. 여기에 합성 섬유인 마스크 재질이 자극과 마찰을 반복적으로 일으켜 자극성 접촉피부염이 발생하게 됩니다. 마스크를 오래 착용할수록 자극성 접촉피부염이 더 많이 생기는 것은 당연합니다.

마스크 착용 후에 생기는 가려운 증상도 대부분 자극성 접촉피부염의 증상입니다. 자극성 접촉피부염은 피부가 붉어지고 각질, 부종, 작은 물집, 갈라짐, 진물의 증상이 나타날 수 있습니다. 주로 가렵고, 따갑고 화끈거리는 증상이 나타납니다.

· 피부 장벽 손상과 지속적인 자극과 마찰 때문입니다.

46

마스크에 의한 알레르기성 접촉피부염은 왜 생기나요?

알레르기성 접촉피부염은 피부에 있는 'T세포'라는 면역 세포에 의한 알레르기 반응입니다. 최초로 알레르기 원인 물질이 피부에 닿았을 때는 증상 없이 감작만 일어납니다. 모든 사람이 감작되는 것은 아닙니다. 알레르기 원인 물질에 감작된 극히 일부 사람만 알레르기가 생깁니다. 알레르기가 생긴 사람에게서는 다시 동일한 알레르기 성분이 피부에 닿으면 짧은 접촉만으로도 피부염 증상이 심하게 나타납니다.

마스크에 의한 알레르기성 접촉피부염은 마스크에 포함되어 있는 화학 물질이나 보존제 등에 감작된 경우 생기는 알레르기 반응입니다. 따라서 모든 사람에게서 나타나지 않으며 일부 알레르기가 있는 사람에게서만 발생합니다.

실제로 마스크 사용이 많아지면서 마스크 끈에 포함된 고무, 마스크 모양을 유지하기 위한 금속 와이어에 들어 있는 니켈 또는 코발트, 마스크의 코 부분에 있는 폴리우레탄 스폰지, 생산 과정 또는 포장 과정에 들어갈 수 있는 보존제인 포름알데히드 또는 포름알데히드 유리 촉진제formaldehyde releaser 등에 의해서 알레르기성 접촉피부염이 발생합니다.

다른 마스크를 쓸 때보다 특정 마스크를 사용할 때 갑자기 마스크 피부염이 나타나거나 심해지는 경우, 치료가 잘되지 않는 경우, 치료 후 바로 재발되는 경우라면 마스크 성분에 알레르기가 있는 알레르기성 접촉피부염일 가능성이 있습니다.

이렇게 피부에 닿는 물질에 알레르기가 있는지 확인하기 위해서는 피부과에서 실시하는 첩포 검사가 도움이 됩니다. 이 검사는 우선 의심되는 성분과 마스크 재질을 환자의 등 피부에 48시간 동안 붙여 피부염 반응을 유발합니다. 그리고 2일째, 4일째 결과를 판독하는 검사입니다.

첩포 검사를 통하여 자극성 반응과 알레르기 반응을 구분하고 연관성을 확인할 수 있습니다. 이렇게 알레르기 물질을 확인하고 나면 해당 물질에 대한 노출을 피하는 것이 중요합니다.

· 마스크 재질 성분에 알레르기가 있는 경우에 알레르기성 접촉피부염이 발생합니다.

· 첩포 검사로 원인 알레르기 성분을 확인할 수 있습니다.

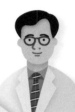

47

마스크 착용 시에
기초 화장은 어떻게 할까요?

피부에 바르는 화장품은 기초 화장품과 색조 화장품으로 나뉩니다. 기초 화장품은 기본적으로 피부를 청결하게 하고, 보습을 유지하며, 피부를 보호하는 역할을 합니다. 기초 화장품으로는 화장수, 에센스, 로션, 크림 등 다양한 제품들이 있습니다.

최근 국내 연구진이 수행한 흥미로운 연구가 있습니다. 하루에 적어도 6시간씩 4주간 마스크 착용을

지속하게 되면, 피부 장벽 손상뿐만 아니라 피부의
주름이 늘어나고, 모공이 커지고, 피부 탄력이 감소
하는 것을 연구를 통해 확인하였습니다.

마스크 착용 시에 주름이 늘어나는 주요 원인으
로는 마스크로 인해서 지속적으로 마찰이 생기고, 피
부 온도가 올라가서 건조해지는 것을 들 수 있습니
다. 모공이 커지는 원인으로는 마스크 착용 부위의
피부 온도가 높아짐으로써 피지 분비가 많아지는 것
을 들 수 있습니다. 동시에 피부 탄력이 떨어지고, 피
부가 건조해지는 것도 모공이 넓어지는 원인으로 작
용할 수 있습니다.

하지만 적절한 기초 화장품을 사용하면 피부의
pH와 보습, 항상성을 유지하는 데 도움을 주어 장시
간 마스크 착용에 의한 주름 형성, 모공 확장 등을 예
방할 수 있습니다. 실제로 얼굴 한쪽에 보습제를 바

르고, 다른 쪽에는 바르지 않은 상태로 지켜본 실험 결과, 보습제를 바른 쪽은 주름 형성과 모공의 변화를 예방할 수 있었습니다. 만약 피지 분비가 많다면 피지 분비를 조절할 수 있는 화장품의 사용도 추천합니다.

누구라도 마스크를 오래 사용하면 피부 장벽이 약해져서 피부가 민감해질 수 있습니다. 평소에 문제없이 사용하던 화장품일지라도 자극원이나 알레르기성 접촉피부염의 원인으로 작용할 수 있으니 주의가 필요합니다. 특히 화장품 사용 후 마스크를 바로 착용하면 밀폐 효과와 함께 모공을 막아 모낭염이나 여드름을 유발할 수 있습니다. 또한 날씨가 더운 날 마스크를 오래 사용하게 되면 땀과 피지의 분비가 더 활발해져서 증상이 심해지게 됩니다. 특히 유분기가 많은 기제를 사용하는 크림 형태의 화장품을 사용할 때는 1시간 이상 충분히 피부에 흡수시킨 후에 마스

크를 착용하거나, 마스크를 사용하지 않는 저녁 시간
에 사용하는 것이 좋습니다.

마스크 사용이 일상화되어 있는 코로나19 시대에
는 화장품을 최소한으로 사용하고, 제품 안에 포함된
성분의 개수가 적은 화장품을 사용하는 것이 좋습니
다. 또한 물로 잘 지워지는 화장품을 사용하고, 너무
유분이 많은 제품은 피하는 것이 좋습니다.

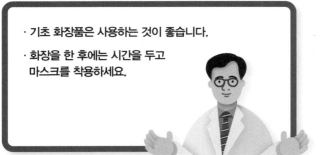

· 기초 화장품은 사용하는 것이 좋습니다.
· 화장을 한 후에는 시간을 두고
  마스크를 착용하세요.

48

마스크 착용 시에
색조 화장은 어떻게 할까요?

색조 화장품은 메이크업 베이스, 파운데이션, 페이스 파우더, 립스틱, 아이섀도 등 그 종류가 매우 다양합니다. 색조 화장품은 커버력이 높을수록 유성 기제와 안료가 많이 들어 있어 얼굴의 모공을 막아 피부 트러블을 일으키는 경우가 많습니다. 마스크 착용으로 인해 여드름이 생기는 피부에는 커버력이 다소 약하더라도 수성 파운데이션이나 오일 프리 파운데이션을 사용하는 것을 추천합니다.

색조 화장품에 포함된 향, 보존제, 금속 성분은 자극성 접촉피부염이나 알레르기성 접촉피부염을 자주 유발합니다. 장시간 마스크 착용으로 인해 피부 장벽이 약해진 피부에서는 그 빈도가 증가하므로 주의가 필요합니다. 색조 화장품을 지울 때는 클렌징 후에 보습제를 충분히 사용하여 피부의 pH를 약산성으로 회복하고 보습을 유지하여야 합니다. 약산성 클렌저와 약산성 보습제를 사용하면 좋습니다.

· 색조 화장품은 사용을 줄이는 것이 좋습니다.

· 가능하면 유분이 낮은 제품을 사용합니다.

· 화장을 지울 때는 약산성 클렌저를 사용합니다.

· 화장을 지운 후 약산성 보습제를 발라줍니다.

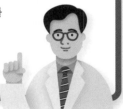

49

마스크 착용 시에
어떤 보습제를 발라야 할까요?

마스크를 사용하는 경우 피부의 pH가 올라가서 알칼리성이 되기 때문에, 저자극 약산성 보습제를 사용하는 것이 좋습니다. 일반적으로 피부가 건성인 경우에는 크림 제형을, 피부가 지성인 경우에는 로션이나 수성 크림 제형을 사용하는 것이 좋습니다. 크림 제형이 보습력은 더 좋지만 끈적거릴 수 있고, 로션이나 수성 크림 제형은 산뜻한 느낌이 있지만 보습력이 다소 떨어져서 여러 번 덧바르는 것이 좋습니다.

보습제를 바른 후에 바로 마스크를 쓰게 되면 밀폐되어 끈적거리고 모공을 막을 수 있으므로 마스크 사용 1시간 전에 바르는 것을 권장합니다.

보습제는 피부 각질층이 수분을 함유하도록 도와주는 습윤제humectant, 수분이 밖으로 나가지 않도록 밀폐하는 밀폐제occlusive, 부드럽고 매끄러운 느낌을 갖게 해주는 유화성분emulsifier을 함유하고 있습니다. 바셀린, 미네랄 오일, 올리브 오일 등의 밀폐제 성분이 많이 함유된 보습제의 경우 마스크에 의한 여드름을 악화시킬 수 있어 주의가 필요합니다. 특히, 마스크에 의한 여드름이 발생하는 경우 여드름 유발 시험을 거쳐 검증된 면포 유발 성분이 없는 논코메도제닉non-comedogenic 보습제를 사용하는 것이 좋습니다. 또한, 피지 조절 성분이 들어 있는 보습제나 항염 작용이 있는 성분을 포함하고 있는 보습제도 도움이 됩니다.

장시간 마스크 착용으로 인해 피부 장벽이 손상된 경우에는 보습제에 포함된 향, 보존제, 기타 첨가물에 의하여 자극성 또는 알레르기성 접촉피부염이 발생할 수 있습니다. 보습제 사용 후에 가려움, 화끈거림, 따가운 자극 증상이나 홍반, 부종, 여드름 등의 피부 증상이 심해진다면 피부 첩포 검사를 실시하여 자극 또는 알레르기의 원인이 되는 성분을 확인하는 것이 좋습니다.

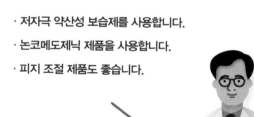

· 저자극 약산성 보습제를 사용합니다.
· 논코메도제닉 제품을 사용합니다.
· 피지 조절 제품도 좋습니다.

50

마스크를 쓰고 있는데
자외선 차단제를
꼭 발라야 할까요?

    마스크로 가려진 피부는 햇빛 노출을 어느 정도 피할 수 있습니다. 그러나 야외에서 마스크를 잠깐씩 벗는 경우도 생길 수 있고, 마스크 재질이 자외선을 완전히 차단하지 못하는 경우도 있기 때문에 마스크에 가려진 피부에도 자외선 차단제를 바르는 것이 좋습니다.

    햇빛이 강한 계절과 시간대에는 마스크를 착용한

부위를 포함하여 얼굴 전체에 자외선 차단제를 사용하는 것을 권장합니다. 자외선에 피부가 노출되면 피부 노화가 발생하며 기미 또는 흑자와 같은 색소성 질환이 생기게 됩니다. 따라서 자외선 차단제 바르는 습관을 들이는 것이 좋습니다. 우리 눈에 보이지는 않지만 흐린 날에도, 비가 오는 날에도 자외선은 피부에 손상을 유발하고 있습니다. 흐리고 비가 오는 날에도 자외선 차단제를 바르는 것이 좋습니다.

만약 자외선 차단제를 바르지 않고 마스크를 착용하게 되면 마스크로 가려지지 않은 부위는 자외선에 고스란히 노출되고 말 것입니다. 자외선에 노출된 피부는 상대적으로 검어지고 피부 노화 현상이 진행됩니다. 또 시간이 지나면 얼굴에 마스크 자국이 점점 심하게 남을 수도 있을 것입니다. 마스크를 착용하더라도 반드시 얼굴 전체에 자외선 차단제를 바르는 것을 추천합니다.

하지만 주의할 것은 마스크 아래 밀폐된 환경에서는 자외선 차단제 성분이 마스크 피부염을 유발할 수 있다는 점입니다. 특히, 날씨가 더워지면 땀이나 피지의 분비가 많아지면서 자외선 차단제 성분이 모공을 막아 마스크 피부염을 악화시킬 수 있습니다. 반드시 외출 후에는 세안을 깨끗하게 하고 피부 보습을 유지하는 것이 중요합니다.

· 자외선은 맑은 날에도, 흐린 날에도, 비가 오는 날에도 피부를 손상시킵니다. 자외선 차단제는 꼭 바르는 것이 좋습니다.

51

얼굴에 피부 질환이 있는데 마스크 착용이 부담이 돼요. 어떻게 할까요?

마스크를 사용하면 아토피피부염, 지루피부염, 주사, 여드름과 같은 기존 피부 질환이 악화될 수 있습니다. 마스크를 착용하면 피부 장벽 손상, 피부 산도 상승, 피부 온도 상승, 피지 분비 증가, 수분 손실 유발을 일으키고 피부를 건조하게 만들기 때문입니다. 이러한 피부 변화들이 쌓여 피부 질환을 악화시키게 됩니다.

우선적으로 피부 질환을 적극적으로 치료하여 좋은 피부 상태를 유지하는 것이 무엇보다 중요합니다. 피부 질환을 치료하는 기간 동안 피부 질환의 악화를 방지할 수 있는 마스크 사용법과 관련하여 몇 가지 말씀드리도록 하겠습니다.

마스크의 밀폐력이 강할수록 피부 장벽에 나쁜 영향을 미치게 됩니다. 보건용 마스크(KF94 마스크), 의료용 N95 마스크를 사용하면 덴탈 마스크를 사용할 때보다 마스크 피부염의 빈도가 더 증가합니다. 감염 우려가 적다면 덴탈 마스크 또는 비말 차단용 마스크를 사용하는 것이 기존 피부 질환이 악화되는 것을 예방하는 데 도움이 됩니다. 최근 실외와 실내에서 마스크를 지속적으로 사용하는 경우가 많습니다. 감염 우려가 적은 곳에서는 2시간마다 10~15분 정도 마스크를 벗고 휴식 시간을 갖는 것이 좋습니다.

만약 마스크에 화장품이 묻어 끈적거리거나, 여러 번 재사용하게 되면 모공을 막을 수 있습니다. 또 대화 중 마스크에 침이 묻으면 다시 피부를 자극해 피부 장벽이 더 약해지므로 새 마스크로 자주 교체하는 것이 좋습니다.

팁을 하나 말씀드리자면, 약국에서 구입할 수 있는 멸균 거즈를 마스크 내부에 2장 정도 넣는 방법도 좋습니다. 그러면 마스크 필터의 효과를 떨어트리지 않으면서 호흡이나 침으로 인해 마스크 내부 환경이 습해지는 것을 예방할 수 있어 피부 장벽에 영향을 적게 줍니다.

합성 섬유로 만들어진 마스크가 유발하는 마찰과 압력도 기존 피부 질환을 악화시키는 주요 요인입니다. 따라서 얼굴의 특정한 부위가 지속적으로 압력을 받거나 쏠리지 않도록 마스크를 착용하는 것이 필요합니다.

· 밀폐력이 지나치게 높은 마스크를 피합니다.

· 마스크를 벗는 휴식 시간을 가지면 좋습니다.

· 마스크를 새것으로 자주 교체합니다.

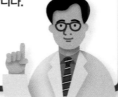

코로나 시대
젊고 건강한 피부를
유지하기 위한 10가지 팁

누구나 피부에 관심이 많은 시대입니다. 남녀노소 모두 젊고 건강한 피부를 유지하기를 원합니다. 피부를 젊고 건강하게 유지하고, 피부 노화를 늦추기 위한 실천법들은 그렇게 어렵지 않습니다. 누구나 쉽게 생활 속에서 실천할 수 있는 방법들입니다.

마스크 사용과 손 세정으로 인해, 얼굴 피부와 손 피부에 많은 트러블이 생길 수 있는 시기에 피부를 젊고, 건강하게 유지하기 위한 10가지 팁에 대하여 말씀드리겠습니다.

절대 때를 미는 목욕은
하지 마세요

우리 몸은 피부 장벽으로 둘러싸여 있습니다. 피부를 구성하는 세포가 죽으면 각질이 되어 피부의 가장 바깥에 각질층을 형성하여 피부 장벽 역할을 하고 있습니다. 그리고 피부 세포는 지질 성분을 많이 만들어 각질층 사이사이의 틈새를 채우고 있습니다. 따라서 각질층의 단단한 보호막과 그 사이를 채우는 기름막이 외부의 더러운 환경으로부터 우리 몸을 보호하고 있습니다.

때를 미는 것은 우리 몸을 지켜주는 각질층을 벗겨내는 행위입니다. 때라고 생각하고 밀어버리지만, 사실 우리 몸을 보호하는 피부 장벽을 제거하고 있는 것입니다. 피부 장벽이 손상되면 각종 자극 물질이 피부 내로 쉽게 들어오고, 피부의 수분이 빠져나와 피부 건조증, 피부 습진을 유발합니다.

뜨거운 탕 속에 들어가 있는 것도 피부 지질 성분의 액체화를 촉진하며, 지질 구조를 바꾸어 피부 장벽의 기능을 손상시킵니다. 따라서 피부를 생각하면 뜨거운 물속에 오래 들어가 있는 것은 좋지 않습니다. 탕 속에 몸을 오래 담그고 있는 습관은 피부를 건조하게 만듭니다.

또 비누를 자주 사용하면 피부의 기름막을 제거하여 피부 장벽을 손상시킵니다. 비누를 사용할 때는 손바닥으로 거품을 만들어 세수하듯이, 피부끼리 접히는 부분과 더러운 부분 위주로 간단히 닦는 것이 좋습니다. 비누, 수건으로 세게, 그리고 오래 문지르면 피부를 건조하게 만들고, 결국 가려움증과 습진을 유발하게 됩니다.

코로나19 시대에 사우나나 목욕탕에서 집단 감염이 자주 발생하고 있습니다. 더욱이 피부 건강을 생각해서라도 뜨거운 탕 목욕이나 사우나는 도움이 되지 않으니 집에서 간단히 샤워하는 것이 좋겠습니다.

샤워는 간단하게 하세요

몸을 씻는 이유는 피부에 묻어 있는 균이나 더러운 이물질을 제거하는 것입니다. 균이나 이물질이 입이나 점막을 통해서 몸 안에 들어와 병을 일으킬 수가 있기 때문입니다. 균이나 이물질은 때수건으로 문지르지 않아도 간단한 비누질과 흐르는 물로 쉽게 제거될 수 있습니다.

비누나 클렌저를 사용할 때는 세수를 하듯이 손

바닥으로 거품을 만들어 더러운 곳 위주로 간단히 닦아줍니다. 피부 표면의 정상 산도는 약산성인 pH 5 정도입니다. 하지만 고형 비누는 알칼리 산도를 가지고 있기 때문에 약산성 클렌저로 샤워하는 것이 피부 건강과 피부 장벽 기능 유지에 좋습니다.

비누로 세게 문지르면 각질층이 손상되기 때문에 손바닥으로 살살 발라주는 정도가 좋습니다. 몸을 씻을 때도 약산성 클렌저로 세수하듯이 거품을 살짝 내어 문지른 후에 흐르는 물로 닦아냅니다. 물기는 마른 수건으로 두드리듯이 닦아내도록 합니다. 샤워는 가급적 짧게 하면 좋습니다. 또 매일 하는 것보다 2일이나 3일에 한 번 하는 것이 더 좋습니다. 꼭 매일 하고자 하면, 되도록 간단히, 짧게 하는 것을 추천드립니다.

전신에 보습제를 듬뿍 바르면 피부가 건강해집니다

    나이가 들수록 피부 세포가 지질을 만드는 능력이 떨어집니다. 따라서 피부 장벽을 구성하는 기름막이 얇아지고, 피부 장벽 기능이 감소합니다. 그러면 피부의 수분을 외부로 더 많이 빼앗기게 되고 피부는 점점 더 건조해집니다. 피부가 건조하면 가려움증을 느끼게 됩니다. 나이가 들수록 피부가 건조해지고, 가려워지고, 결국 건조 습진이 생기게 되는 이유입니다.

피부 세포가 나이 들어 지질을 합성하는 능력이 감소하게 되면 외부에서 지질을 공급해주어야 합니다. 보습제는 피부 세포가 만드는 세 가지 중요한 지질인 세라마이드, 콜레스테롤, 지방산을 포함하고 있습니다. 따라서 보습제를 하루 두 번 이상 듬뿍 발라주는 것이 피부 장벽 유지에 좋은 방법입니다. 간혹 이전에 바른 보습제를 씻어내기 위해 샤워한 후에 보습제를 바르는 경우가 있는데, 그럴 필요는 없습니다. 보습제는 닦아내지 말고 계속 덧바르는 것이 좋습니다.

마스크를 사용하면 얼굴의 피부 장벽이 손상되고, 잦은 손 세정에 의해서도 손바닥과 손등 피부의 피부 장벽이 손상됩니다. 피부 장벽의 손상을 예방하기 위해서는 마스크 착용 전후로 보습제를 발라주면 됩니다. 그리고 손 세정 후에 핸드크림을 바르면 피부 건조와 피부 염증을 예방할 수 있습니다.

햇빛 노출은 철저히 피하도록 합니다

햇빛은 피부 노화의 주범입니다. 따라서 햇빛을 철저히 피하는 것이 좋습니다. 태양광선은 태양에서 날아오는 광자의 파장에 따라 인위적으로 자외선, 가시광선, 적외선으로 나누고 있습니다. 자외선은 피부에 화상을 유발하고, 피부를 검게 만들고, 피부 노화를 초래합니다. 피부암을 유발하고, 피부의 건강을 해치는 나쁜 광선입니다. 가시광선은 빨주노초파남보로 구분되고 물체를 보는 데 매우 중요한 광선입니다. 하지만, 최근에는 피부를 검게 만드는 등 피부에 나쁜 영향을 준다는 사실이 밝혀지고 있습니다. 적외 선은 다른 말로는 열선이라고도 합니다. 피부 온도를 올리며, 피부의 열 노화를 유발하는 광선입니다. 가 급적 햇빛 노출을 피하도록 노력하여야 하며 다음과 같은 방법을 활용하면 좋습니다.

햇빛 노출을 피할 수 있는 최선의 방법은 외출을 하지 않는 것입니다. 그러나 일하고, 친구도 만나고, 인생을 즐기기 위해서는 마냥 집에만 있을 수는 없 는 노릇입니다. 하루 동안 지표면에 도달하는 자외 선량의 80%가 오전 10시부터 오후 3시 사이에 조 사되기 때문에 이 시간대만큼은 외출을 피하는 것 이 좋습니다.

꼭 외출을 해야 한다면, 햇빛으로부터 몸을 가릴 수 있는 옷을 입는 것이 좋습니다. 챙이 넓은 모자를 쓰고, 긴팔 옷, 가슴이나 목이 덜 노출되는 옷을 입고, 선글라스를 쓰는 것이 좋습니다. 치마보다는 바지가 더 좋습니다.

옷으로 가리지 못해 노출된 피부에는 선스크린을 바르는 것은 필수입니다. 코로나19 시대에는 마스크를 항상 쓰고 있기 때문에 마스크로 가려진 피부는 자외선에 의한 손상을 덜 받을 것입니다. 하지만 햇빛에 노출된 얼굴 피부는 자외선에 의해 피부가 점점 검어지고, 피부 노화가 조금씩 진행될 것입니다. 따라서 오랜 시간 후에는 많은 사람의 얼굴에 마스크 자리가 선명하게 남을지도 모릅니다.

만약 햇빛을 계속 피하면 비타민 D가 부족해지지 않는지에 대해 많은 분들이 궁금해하고 있습니다. 세계보건기구(WHO)는 자외선을 1급 발암 물질로 규정하고, 자외선을 철저히 피할 것을 권고하고 있습니

다. 그 대신 부족해질 수 있는 비타민 D는 알약 형태
로 보충하길 권하고 있습니다.

자외선 차단제를 습관적으로 꼭 바르세요

자외선 차단제는 피부를 항상 젊고 건강하게 유지하기 위한 필수품으로 생각해야 합니다. 자외선 차단제를 선택할 때는 자외선 B를 차단하는 효과를 나타내는 SPF 수치가 50+ 인 것을 선택하는 것이 좋습니다. 자외선 A를 차단하는 효과를 나타내는 PA 수치는 PA+++를 구입하는 것이 좋습니다.

자외선 차단제를 바르는 양은 제품에 적혀 있는

SPF 50+와 PA+++를 측정할 때 사용한 양을 사용하면 됩니다. 피부 1cm × 1cm 넓이에 2mg을 발라야 합니다. 하지만 상당히 많은 양이어서 일반적으로 1/3~1/4 정도만 바르는 경향이 있습니다. 그러면 SPF 효과는 1/9~1/16로 감소하게 됩니다. 따라서 자외선 차단 효과를 제대로 기대하려면 평소 바르는 양의 3배 이상을 바르는 것이 좋습니다.

우리나라 남성의 평균 얼굴 면적은 455cm^{2}이며, 여성의 평균 얼굴 면적은 404cm^{2}입니다. 남녀의 평균 얼굴 면적은 430cm^{2}입니다. 남녀 평균 얼굴 면적인 430cm^{2}으로 계산한다면 1cm × 1cm 넓이에 2mg의 자외선 차단제를 발라야 하니, 860mg 이상의 자외선 차단제를 얼굴 전체에 발라야 합니다. 손가락 마디 단위로 환산하면 거의 두 손가락 마디 단위에 해당하는 양을 짜서 얼굴 전체에 바르는 것을 권장합니다(67쪽의 손가락 마디 단위 사진을 참고하세요).

자외선 차단제를 바르는 횟수도 중요합니다. 많은 분들이 하루에 한 번만 바르고 말지만, 2시간마다 덧발라주어야 합니다. 자외선 차단제에 포함된 성분들은 자외선을 흡수하면서 점점 화학적 변화를 일으키기 때문입니다. 그 결과 자외선을 흡수하는 능력은 2시간이 지나면 대부분 소실되고 맙니다. 2시간마다 자외선 차단제를 다시 발라야 한다는 사실을 꼭 기억해야 합니다.

마스크를 쓴 부위는 마스크 덕분에 어느 정도 자외선 차단이 됩니다. 만약 마스크 주위로 노출된 피부에 자외선 차단제를 바르지 않는다면 몇 년 후에는 피부 노화의 차이로 인하여 피부에 마스크 자국이 남을 수도 있을 것입니다.

금연을 하세요

담배는 백해무익입니다. 흡연이 피부 노화를 유발한다는 사실은 이미 잘 알려져 있습니다. 하루 한 갑씩 30년 정도 흡연을 한 분들의 피부는 동일한 나이의 비흡연자에 비하여 약 3배 정도 노화가 심하게 진행됩니다. 또한 담배를 피면서 자외선에도 노출되면 두 원인이 상승 작용을 일으켜 피부 노화를 더욱 심하게 유발합니다. 하루 한 갑씩 30년 흡연하면서, 하루 평균 5시간 이상 야외에서 생활한 사람의 피부는 동일한 나이에 비흡연자이면서 실내 생활을 주로 한 사람의 피부에 비하여 약 11배 정도 피부 노화가 심하게 나타납니다. 따라서 항상 건강한 몸과 피부를 유지하기 위해서는 반드시 금연하는 것이 좋습니다.

또한 흡연을 하는 분들은 코로나 바이러스 감염에 취약합니다. 코로나 바이러스에 감염되면, 흡연하는 분의 폐가 흡연에 의해 이미 많이 손상되어 있기 때문에 폐렴 증상이 심하게 생긴다고 알려져 있습니다. 따라서 코로나19 시대에 백해무익의 담배는 반드시 끊기를 바랍니다.

피부 온도가
올라가지 않게 하세요

우리 몸의 체온은 36.5℃입니다. 그러나 부위마다 조금씩 차이는 있지만 외부로 체온을 빼앗기기 때문에 피부의 온도는 평균 31℃ 정도입니다. 우리 피부의 기능은 31℃에서 최적의 상태를 유지하고 있습니다. 피부 분화 과정과 피부 장벽 형성에 관여하는 피부 효소들도 31℃에서 각자 역할을 잘하게 됩니다. 따라서 피부 온도를 항상 31℃로 잘 유지하는 것이 피부 건강에 중요합니다.

여름철 뜨거운 햇빛을 오래 쪼이면 우리 피부 온도는 40℃까지 금세 치솟습니다. 또한 뜨거운 욕탕에 들어가거나, 찜질방에 가면 피부의 온도가 40℃ 이상으로 올라갑니다. 겨울철 난로 앞에서도 피부의 온도가 올라가게 됩니다. 피부 온도가 올라가면 피부 노화가 촉진됩니다. 이를 열 노화라고 합니다. 따라서 피부 온도가 올라가지 않도록 주의하는 것이 피부 건강을 지키고, 피부 노화를 예방하는 방법입니다.

손 세정 후에는 핸드크림을 충분히 바르세요

코로나19 시대에 손 세정은 필수입니다. 손에 묻은 코로나 바이러스가 자신의 입을 통하여 감염을 일으키거나 다른 사람에게 전파될 수 있기 때문입니다. 그러나 필요 이상으로 긴 시간 동안 비누로 닦거나, 너무 자주 닦으면 손 피부의 피부 장벽을 손상시킬수 있습니다. 피부 장벽이 손상되면, 손이 건조해지고, 가렵고, 심하면 갈라지거나, 물집이 생길 수 있으며, 손 습진이 생기게 됩니다. 따라서 손을 세정할 때는 약산성 클렌저로 거품을 내어 흐르는 미지근한 물로 30초 정도 닦은 후 핸드크림을 바로 바르면 좋습니다. 알코올 소독제로 소독을 한 후에도, 바로 핸드크림을 바르는 것을 권장합니다.

마스크를 착용하기 전에
얼굴 보습을 잘 하세요

마스크를 사용하면 그 부위가 건조해집니다. 마스크에 의한 물리적 자극이나 마스크에 가려진 피부의 온도와 습도 상승이 피부 장벽에 손상을 일으키기 때문입니다. 피부 장벽이 손상되면 그 틈새로 수분 소실이 증가하고, 피부가 건조해집니다. 따라서 마스크 착용에 의해 자극되는 피부에는 피부 장벽을 강화시키는 보습제를 자주 발라주는 것이 중요합니다. 피부 장벽이 손상된 상태가 지속되면 가려움증이 생기며, 여드름과 같은 피부 질환이 생길 수 있습니다. 보습제를 자주 도포하여 마스크에 의한 피부 장벽 손상을 사전에 예방하는 것이 중요합니다.

신선한 채소와 과일을 섭취하세요

세월이 흐르면 누구나 자연적으로 피부가 점점 노화(자연 피부 노화)되고, 자외선에 의해 피부가 심하게 노화(광 노화)됩니다. 이러한 자연 피부 노화와 광 노화를 유발하는 원인 물질이 바로 활성 산소입니다. 활성 산소는 전자의 개수가 모자라는 형태의 산소를 말하며, 사람이 산소를 이용하면서 일시적으로 생성되는 산소를 말합니다. 우리가 하루 동안 폐를 통해 호흡하는 산소의 1% 내지 2%는 일시적으로 활성 산소 형태로 변하게 됩니다.

활성 산소는 자신의 전자 수를 맞추기 위하여 주변에 있는 단백질, 지질, 탄수화물 또는 DNA로부터 전자를 빼앗아 옵니다. 그러면 주위의 물질들이 산화되어 손상을 입게 되고 그 기능이 감소됩니다. 따라서 활성 산소에 의한 산화적 손상이 계속되면 결국 우리 몸은 노화되게 됩니다.

이처럼 해로운 활성 산소를 없앨 수 있는 물질들을 항산화 물질이라고 합니다. 항산화 물질은 자신의 전자를 활성 산소에게 내어주고 자신은 산화되는 물질입니다. 주로 신선한 채소와 과일에 많이 존재합니다. 예를 들어 비타민 C, 비타민 E와 같은 비타민들과 플라보노이드flavonoid 같은 물질이 대표적인 항산화 물질입니다. 따라서 신선한 채소와 과일을 여러 종류로 골고루 매일 섭취하면 활성 산소에 의한 산화적 손상을 예방할 수 있습니다. 지나치게 많이 섭취하는 것보다는 여러 종류를 조금씩 골고루 매일 섭취하면 피부를 젊고 건강하게 유지하는 데 큰 도움이 됩니다. 색깔이 다른 종류의 채소와 과일을 매일매일 섭취하면서 피부를 젊고 건강하게 유지하세요.

서울대 피부과 교수가 알려주는 피부 건강 바로잡는 법

코로나 시대, 피부도 병들고 있습니다

1판 1쇄 인쇄 2021년 6월 23일
1판 1쇄 발행 2021년 7월 14일

지은이 정진호, 이동훈, 이시형
펴낸이 고병욱

책임편집 이새봄 **기획편집** 이미현
마케팅 이일권 김윤성 김재욱 이애주 오정민 **디자인** 공회 진미나 백은주
외서기획 이슬 **제작** 김기창 **관리** 주동은 조재언 **총무** 문준기 노재경 송민진

그림 김규원

펴낸곳 청림출판(주)
등록 제1989-000026호
본사 06048 서울시 강남구 도산대로 38길 11 청림출판(주) (논현동 63)
제2사옥 10881 경기도 파주시 회동길 173 청림아트스페이스(문발동 518-6)

전화 02-546-4341 **팩스** 02-546-8053
홈페이지 www.chungrim.com **이메일** life@chungrim.com
블로그 blog.naver.com/chungrimlife **페이스북** www.facebook.com/chungrimlife

ISBN 979-11-88700-85-1(03510)

※ 이 책은 저작권법에 따라 보호를 받는 저작물이므로 무단 전재와 무단 복제를 금합니다.
※ 책값은 뒤표지에 있습니다. 잘못된 책은 구입하신 서점에서 바꾸어 드립니다.
※ 청림Life는 청림출판(주)의 논픽션·실용도서 전문 브랜드입니다.